中等职业教育中餐烹饪专业教材

食疗保健膳食制作技术（第二版）

SHILIAO BAOJIAN SHANSHI ZHIZUO JISHU (DI ER BAN)

商学兵　温利军◎主编

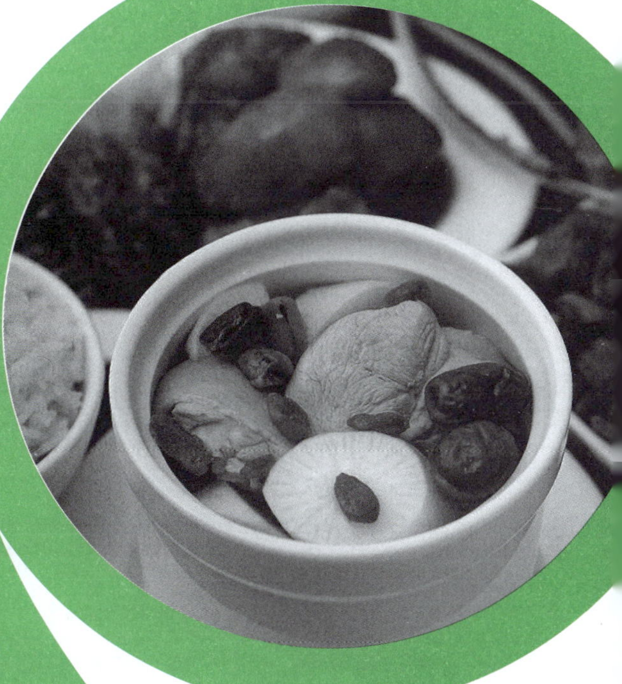

中国轻工业出版社

图书在版编目（CIP）数据

食疗保健膳食制作技术 / 商学兵，温利军主编．—2版．—北京：中国轻工业出版社，2025.8

中等职业学校中餐烹饪专业教材

ISBN 978-7-5184-3654-5

Ⅰ．①食…　Ⅱ．①商…　②温…　Ⅲ．①食物疗法—中等专业学校—教材　Ⅳ．①R247.1

中国版本图书馆CIP数据核字（2021）第179080号

责任编辑：贺晓琴　　责任终审：李建华　　设计制作：锋尚设计
策划编辑：史祖福　　责任校对：晋　洁　　责任监印：张　可

出版发行：中国轻工业出版社（北京鲁谷东街5号，邮编：100040）
印　　刷：三河市国英印务有限公司
经　　销：各地新华书店
版　　次：2025年8月第2版第3次印刷
开　　本：787×1092　1/16　印张：12
字　　数：274千字
书　　号：ISBN 978-7-5184-3654-5　定价：36.00元
邮购电话：010-85119873
发行电话：010-85119832　　010-85119912
网　　址：http://www.chlip.com.cn
Email：club@chlip.com.cn

251347J3C203ZBW

本书编写人员

主　编：商学兵（徐州工程学院）

温利军（包头机电工业职业学校）

副主编：郝庆良（山东省城市服务技师学院）

陈青山（江苏省滨海中等专业学校）

向　军（张家界市高级技工学校）

参　编：钱　峰（江苏省徐州技师学院）

吕胜娇（郑州市商业技师学院）

吴　晶（无锡旅游商贸高等职业技术学校）

王旭杰（山东省城市服务技师学院）

严利莎（江苏省滨海中等专业学校）

张　荣（江苏省滨海中等专业学校）

黄　勇（溧阳市天目湖中等专业学校）

邵泽东（宁波市古林职业高级中学）

第二版前言 PREFACE

近年来，随着我国社会经济的发展，国家对中等职业教育越来越重视。十九大报告为职业教育指明了方向。职业教育为我国经济发展提供了大量的人才资源。这对中等职业教育的发展具有极其重要的意义。

随着社会的发展，餐饮业发展迅速，餐饮行业的队伍也在迅速壮大，餐饮企业需要越来越多的技术人才，烹饪专业的人才需求已出现供不应求的局面，烹饪专业人才培养的市场越来越大，而中职烹饪专业的人才培养在从事餐饮行业的人员中，占到整个人员的一半以上。因此，结合餐饮行业的特点及烹饪人才的需求，中等职业教育改革的步伐也越来越快，教学模式不断变化，教学内容不断推陈出新，教学方法不断改进，烹饪专业的教学也是如此。

食疗保健是我国饮食文化中的重要组成部分，古人在长期的生活实践中积累了大量的有关饮食保健的经验。随着人们生活水平的提高，人们对饮食的要求也越来越高，现在人们已认识到食疗保健的作用。为使食疗保健发扬光大，2012年我们组织有关人员编写了本教材，作为中职烹饪专业的学生掌握和了解食疗保健的相关知识及其膳食制作，受到了职业院校的欢迎。为了更好地适应社会的发展和烹饪专业教学改革的需要，我们组织相关人员进行了修订编写。

在教材的修订过程中，紧贴中等职业教育实际，在内容的取舍上做到基础为本，重点突出，层次分明，根据不同的具体情况，从不同角度细化列举了大量的饮食保健膳食的制作及要求，结合烹饪专业特点，实施科学合理的食物搭配，科学合理地运用烹饪技术，注重理论和实践相结合，着重教材的实用性和适用性，力求概念准确、通俗易懂，为大众所接受，本书既可作为中职学生的专业教材，也可作为大众读物。

本书由徐州工程学院商学兵、包头机电工业职业学校温利军担任主编，山东省城市服务技师学院郝庆良、江苏省滨海中等专业学校陈青山和张家界市高级技工学校向军担任副主编，参编人员有江苏省徐州技师学院钱峰、郑州市商业技师学院吕胜娇、无锡旅游商贸高等职业技术学校吴晶、山东省城市服务技师学院王旭杰、江苏省滨海中等专业学校严利莎和张荣、溧阳市天目湖中等专业学校黄勇、宁波市古林职业高级中学邵泽东。

在本书编写过程中，得到了徐州工程学院、包头机电工业职业学校、江苏省徐州技师学院相关领导的大力支持，在此表示衷心的感谢。

由于编者时间仓促、水平所限，缺点遗漏在所难免，书中缺点、不妥之处，恳请专家、同行及广大读者批评指正。

编　者

2021年8月

第一版前言

近年来，随着我国社会经济的发展，国家对中等职业教育越来越重视。2005年，国务院在北京召开了全国职业教育工作会议，提出了“大力发展中国特色的职业教育，以服务社会现代化建设为宗旨，培养数以亿计的高素质劳动者和数以千万计的高技能专业人才，努力实现我国职业教育发展新跨越”。2010年，国务院审议通过了《国家中长期教育改革和发展规划纲要（2010—2020）》，为职业教育提供了更广大的政策支持和保障，具有极其重要的意义。

随着社会的发展，餐饮行业的队伍在迅速壮大，社会餐饮业发展迅速，数以千万的餐饮企业需要越来越多的技术人才，烹饪专业的人才需求已出现供不应求的局面。因此，烹饪专业人才培养的市场越来越大，而中职烹饪专业的人才培养在从事餐饮行业的人员中，占到整个人员的一半以上。因此，结合餐饮行业的特点及烹饪人才的需求，根据国家对中职教育的发展意见，提高教学质量，改进教学方法，不断推进教学改革，尽快地为社会培养更多更好的烹饪人才。

食疗保健是我国饮食文化中的重要组成部分，古人在长期的生活实践中积累了大量的有关饮食保健的经验。随着生活水平的提高，人们对饮食的要求也越来越高，由简单的吃饱向吃好转变。但随之而来的吃好，也给人体带来了不利健康的因素。现代人们已认识到食疗保健的作用，注重养生，讲究科学饮食，要根据年龄特点、工作性质、季节变化等因素，科学合理地进行食物搭配，科学合理地运用烹饪技法，使食物既满足人们的口福，又有利于身体健康。为使食疗保健这一学科发扬光大，普及有关食疗保健知识，本着实用为主、够用为度的原则，我们组织有关人员编写了此本教材。作为中职烹饪专业的学生，掌握和了解食疗保健的相关知识及其膳食制作是必要的。本书根据不同的具体情况，从不同角度列举了大量的饮食保健膳食的制作及要求，注重理论和实践相结合，着重教材的实用性和适应性，力求概念准确、通俗易懂。

本书由江苏省徐州技师学院钱峰、河南省郑州市商业技师学院吕胜娇担任主编，扬州商务高等职业学校赵佳佳和徐州市体育局周城担任副主编。此外，烟台旅游学校滕家华、江苏省溧阳市职业技术学校任俊参与了编写工作。全书由钱峰进行编纂整理。

由于编者时间仓促、水平所限，缺点遗漏在所难免，书中缺点、不妥之处，恳请专家、同行及广大读者批评指正。

编　者

CONTENTS 目录

模块1 食疗保健基础知识

◎ 模块导读

食疗保健是中国饮食保健学的重要组成部分，是在中国传统医学的指导下，从“医食同源”“药食同用”的思想观念出发，阐明饮食与增进人体健康和防治疾病的原理。通过本模块的学习，要掌握食疗保健的基本知识，掌握食疗保健研究的内容及其具体运用，掌握食疗保健食物的选择、加工及其制作。

◎ 模块目标

1. 了解和掌握食疗保健的概念及内容。
2. 了解和掌握食疗保健的运用。
3. 掌握食疗保健膳食原料的选择、加工及其制作。
4. 通过对食疗保健理论知识的掌握，达到指导实践的目的。
5. 了解和掌握食疗保健研究的内容，掌握食疗保健与食物的关系。

项目一　食疗与保健

学习目标

1. 了解食疗保健的起源和发展。
2. 了解和掌握食疗保健的具体运用。
3. 了解和掌握食疗保健与食物的关系。

任务1　食疗保健概述

任务驱动

1. 了解食疗保健的概念及其发展。
2. 了解食疗和保健的基本内容。
3. 研究食疗保健膳食的意义。

知识链接

一、食疗保健的概念

食养与食疗是中国饮食保健学的重要的两大组成部分，是在中国传统医学的指导下，从“医食同源”“药食同用”的思想观念出发，阐明饮食与增进人体健康和防治疾病的原理。

食疗，即饮食治疗，又称食治。它是以人体所患疾病为研究对象，针对不同的疾病摄取不同的食物来治疗疾病，具有安全无毒、副作用小、简单易行、行之有效、易被人体接受的特点，特别是对慢性疾病、老年性疾病有显著效果。食疗是中国传统医学的重要组成部分，即使对那些以药物治疗为主的疾病，也需要通过饮食疗法来进一步治疗，通过饮食来达到辅助康复的目的。

保健，即保护健康。饮食保健，即食物养生。它是众多养生方法中十分重要的一种，它是以正常人为研究对象，包括不同年龄、不同性别、不同体质、不同地区、不同季节以及人体在适应外界等方面所表现出来的不同生理反应，以饮食所用的各种食物来调节人体相应的生理功能，进而达到防病健身、健康益寿的目的。饮食保健包括的内容很多，如益智、养颜、乌发、明目、安神、壮阳等，内容丰富广泛。在现实生活中，这些内容对增强人体的健康和提高生存质量有十分重要的意义，饮食保健并不是单纯地摄取食物的养分，而是利用食物对人体生理功能进行有目的的调节，这主要是通过调整人体气血阴阳和脏腑的功能来实现。

食疗保健与中国的传统医学相结合，形成中医食疗保健学。中医食疗保健学，就是在中国传统中医学理论指导下，根据食物的性能以及中医学中“医食同源”“药食同用”的思想观点，研究饮食与人体健康以及防病、治疾的应用性学科。它起源于传统的中医食疗理论，并在其基础上有所提高，着重在人的身体机理、健康长寿方面给予指导和实际应用。它是对中国古代食疗学的总结、发展和提高，指导人们在日常生活中对自身健康长寿的保健、保养。其内容包括：饮食治疗、饮食养生的理论和经验及其运用；中医性味学说在食养、食疗中的作用及对人体健康长寿的指导作用；传统烹饪技术对食物的作用及对人体的利害关系；不同类群的人们对饮食营养的需要及对人体的作用等方面。既古为今用、融古合今，又有现代营养学等近代科学的观点，是中国饮食和中国医学的集成，特别是在现代社会，研究其发展、利用，意义重大。

近年来，越来越多的人注重自身各方面的健康，健康长寿的人也越来越多，因此，众多的人在寻求健康长寿的奥秘。食疗保健是健康长寿的一个重要方面，普遍受到人们的重视和关注。

二、食疗保健的发展

（一）食疗保健的起源

饮食是人类生存的第一需要，是人类健康的第一物质保证。自从有了人类，基本上就有了人体有关食疗保健的活动，在人类未使用火以前的“茹毛饮血”时代，“饥则求食，饱则弃食”，饮食在于维持生存，为了“疗饥”，这与近代利用饮食来治疗营养不良性疾病是一致的，最初的食疗保健也是最原始的饮食养生。火的发现和利用，是中国饮食文明的开始，也是食疗保健的重大突破，用火熟食不但增强了人的食欲，提高了食物的利用率，而且由于火对食物的加热，还起到了杀菌消毒、便于消化吸收的作用，这无疑对人体健康有极大的帮助。

养生当论食补，治病当论药攻。关于食物养生的文字记载，最早可以追溯到彭祖的“雉羹”。彭祖姓钱名铿，系颛顼帝玄孙陆氏第三子，轩辕黄帝的第八代传人，因“雉羹献尧”而授封于大彭，故后人称其“彭祖”。传说在八百岁时不知去向，因首创“雉羹”治好尧帝厌食症而流传于世，被尊称为“厨行的祖师爷”。彭祖以“善导引行气”开创我国气功练身之始，以“延年益寿”而闻名于世，以“导引、烹饪、养生”而被后人所敬仰。《中国烹饪史略》中说他是中国的第一位厨师，但其在食疗保健方面的传统经验，恐后人知之甚少。

由于彭祖是古代公认的最老的寿星，因此，后人的长寿著作广为流传，有的便托名彭祖所著。以上可见，彭祖与中国的食疗是有一定关系的，从而可以认为，彭祖开创了中国食养和食疗的历史先河。

（二）古代食疗保健

我国历代都有关于食疗保健、寿亲养老的文献，在食疗保健的理论和实践的论述上，内容丰富，种类繁多，既有系统的理论总结，也有丰富的实践经验记录。

食疗保健在漫长的发展过程中，不断总结前人的经验，历经了几千年的演变，随着时代发展的不同，其理论内容和实践活动也在不断发展壮大，后人在其基础上提出了更新的观点和内容，经过不断补充，其内容也日趋完善。从历史文献及活动内容来看，食疗保健主要有四个阶段。

1. 西周至秦汉时期

这一时期，社会生产力得到了较大的发展，食疗保健理论已成雏形。据《周礼》记载，官方医政制度上，专门设有“食医”，他“掌和王之六食、六饮、六膳、百馐、百酱、八珍之齐”，并对各类饮食寒热温凉及四季的五味所宜等养生方法都有明确的记载，“食医”作为一种专门职业的出现，不仅反映了当时饮食养生的发展水平，而且从理论上形成了独立系统，对后世的饮食养生发展起到重大作用。《左传》《老子》《庄子》等众多古籍中也针对养生提出了很多的新观点。

先秦诸子的养生思想和实践，在《黄帝内经》中得到了充分体现。《黄帝内经》，简称《内经》，包括《素问》和《灵枢》两部分，各九卷，八十一篇，共计一百六十二篇，成书于战国至秦汉时期，是我国现存最早的一部医学经典巨著。主要体现在：①在消化生理上提出了“脾胃学说”。②在食物的性能上提出了“四气五味学说”，如“酸入肝、苦入心、甘入脾、辛入肺、咸入肾”的“五味所入”。③在膳食结构上提出了“养、助、益、充、补”的平衡膳食的模式理论，即“五谷为养、五果为助、五畜为益、五菜为充，气味合而服之，以补精益气”，并“谷肉果菜，食养尽之”，在现代仍具有极大的现实指导意义。④在饮食养生上提出了“五味调和说”“饮食有节说”“因时制宜说”“因地制宜说”等，认为五味可以养生，太过则损人体，应“谨和五味”，四时养生应“春夏养阳、秋冬养阴”。⑤在预防疾病上提出了预防为主的原则，强调“治未病”。⑥在食疗上提出了用食物治疗疾病的经验，如五脏病的“五宜说”等。⑦在疾病恢复期，提出了“食复学说”“病热少愈，食肉则复，多食则遗，此其禁也”；强调应重视急性热病恢复期的饮食调养。⑧在饮食禁忌上，提出了“饮食禁忌学说”，如“肝病禁辛，心病禁咸，脾病禁酸，肾病禁甘，肺病禁苦”的“五味所禁”等。

这一时期主要的代表著作有《黄帝内经》《神农本草经》《伤寒杂病论》。除此以外，如《山海经》《论语》《管子》等均有关于饮食养生的记载，对后世均有一定的影响。

2. 晋唐时期

这一时期，食疗保健在实践方面积累了丰富的经验，食疗保健学较前代而言，经验更加丰富，特别是在食疗方面，已达到相当的水平。

两晋至隋唐，佛教和道教的盛行也影响到饮食养生。如陶弘景的《养性延命录》和葛洪的《抱朴子》，都是养生学的重要著作。

唐代著名医学家孙思邈的《备急千金要方》，是我国最早的一部实用百科全书，全书三十卷，专列“食治”和“养性”篇，虽然是一部临床医学著作，但其第二十六卷的食治专篇，在饮食养生上提出了许多观点，把“食治”作为“长年饵老之奇法，极养生之术也”，强调饮食有节，五味贵和，五味不可偏胜等，叮嘱人们“凡常饮食，每令节俭”，并分别根据果实、菜蔬、谷米、鸟兽等的性味、功能，制定食方主治，并对老年养生、妇幼养生、四时养生均有论述。

《食疗本草》是我国最早的一部食物本草学专著，为唐人孟诜所撰。该书是一本内容充实的古代营养学和食物疗法结合的专著，也是很有临床价值的经验方集，内容大都切合实用，他对以后的食物本草学的发展产生了很大的影响，并补充了以前本草学中未录的食疗食物。

至今尚存的最早的养生学专著，有许逊的《灵剑子》、葛洪的《肘后备急方》、陶弘景的《本草经集注》、张湛的《养生集叙》、郑景岫《南中四时摄生论》、高福的《摄生录》等。

3. 宋元时期

这一时期，由于中医学出现了流派争鸣，从而推动了食疗保健学的发展，食疗保健也得到了进一步完善，出现了一些科学价值高、影响比较大的代表性著作。

《寿亲养老新书》是一部老年养生长寿的著作，为元代邹铉续增宋代陈直撰的《养老奉亲书》。全书共四卷：第一卷，载饮食调治、饮食宜忌、食治老人诸疾方；第二卷载如何保养、服药、贮药等；第三卷载老年病的精神疗法；第四卷列举老年长寿的事例。从全书内容看，十分推崇食治、食养，强调老人要注重饮食养生，认为“高年之人，真气耗竭，五脏衰弱，全仰饮食以资气血”，并提出“凡老人有患，宜先以食治，食治未愈，然后命药，此养老人之大法也”，认为饮食治病“贵不伤其脏腑也”。此外，书中还收集了不少用于妇女和小儿疾病的食治方。

《饮膳正要》是我国现存的第一部完整的有关食疗保健的专著，它把烹饪和食物养生有机地结合起来，作者为忽思慧，他是元代的饮膳太医。书中主要内容为食疗食谱、饮食制作、饮食宜忌、食疗食物等，注重医食结合，以食论医，讲究饮食卫生，要“善养性者，先饥而食，食勿令饱；先渴而饮，饮勿令过。食欲数而少，不欲顿而多”等。其中一些食物具有明显的民族特征，其“五味偏走”是受金、元时代医学的影响，“食品与调理”诸法，大多是西方传来，此书具有异域色彩，从此书中可以看出，金、元时期的食疗保健已经渗透到人们的日常生活中。

这一时期，有关饮食养生文献还有李昉的《太平御览·养生》、佚名的《养生录》、蒲虔贯的《保生要录》、姜蜕的《养生月录》、翟佑的《四时宜忌》等。

4. 明清时期

这一时期，食疗保健日益结合实际，在社会生活中已经相当普及，极大地丰富了饮食养生的经验。医学界极其重视养生之道，医学家、养生家高寿的人也较多，其养生专著也多，仅《中国图书联合目录》统计的就有60多种。其主要的饮食养生专著有：清代曹庭栋的《老老恒言》、明代高濂的《遵生八笺》、明代万全的《养生四要》、清代尤乘的《寿世青编》。这些专著中，对食物的食疗作用、加工烹调、饮食宜忌、食物的性能等均有著述。

养生专著《老老恒言》，是继《寿亲养老新书》后又一部重要的老年养生专著，作者根据自己的长寿经验，在参考300余种有关养生著作的基础上，总结出的一套简便易行的养生方法，根据老年特点，作者认为“少食以安脾”“粥食应养脾”，粥养为最佳的老年饮食养生，记录了粥谱100多道，并认为“食物有三化：一火化，烂煮也；一口化，细嚼也；一腹化，入胃自化也。老年惟藉火化，磨运易即输精多”。

明代对食疗保健的理论和实践，大部分寓于本草学、医学理论等著作中。

清代，饮食养生不仅在理论上有所创新，且在临床实践中运用食物治病，屡获效验。同时，烹饪技艺越趋成熟，不仅讲究色、香、味、形，而且十分讲究菜肴的养生作用。如袁枚的《随园食单》，从食物的选料到烹饪加工的每一个过程都十分讲究饮食卫生，如“时节须知”所述，夏季气候炎热，宜用食性寒凉之物；冬天气候寒冷，宜用物性温热之品，就连上菜顺序，要“咸者宜先、淡者宜后；浓者宜先、薄者宜后；无汤者宜先、有汤者宜后。且天下原有五味，不可以咸之一味概之。度客食饱，则脾困矣，须用辛辣以振动之；虑客酒多，则胃疲矣，须用酸甘以提醒之”，此类记载很多，大多能符合饮食养生的要求。

（三）现代食疗保健

1949年后，特别是在20世纪80年代以后，随着我国社会主义经济的迅速发展，人们对健康长寿的质量追求也越来越高，饮食养生得到了充分的普及，人们日益重视食疗保健的研究。有关食疗保健等方面的书籍大量出版，现代营养学与古代养生得到了有机地结合，随着社会的发展，研究人员的不断壮大，饮食养生学进入了一个新的发展时期。

随着我国经济建设的快速发展和人民生活水平的不断提高，过去的传染病、营养缺乏病已经变得非常的陌生，随之许多新的“文明病”“富贵病”却又应运而生，如高血压、高血脂、肥胖病、糖尿病、心血管病等疾病又严重影响着现代人的健康。这其中有事业有成的成功人士，有风华正茂的大学生，有本可安度晚年的离退休人员等，他们为此受尽了病魔的折磨，有的耗费了大量的金钱和时间，更有甚者因此丧生，而这些现象大有上升之趋势。经过众多专家学者的分析、统计和归纳，最终找出了罪魁祸首，即不良的生活习惯和营养饮食的不当造成的。健康在于每一天，健康在于每一餐，这已是不争的事实，为了你我的健康、幸福、青春永驻，我们要深入研究现代人的食疗保健方法。

当今人们用食疗保健除了遵循古人的饮食有节、全面膳食、辨证施膳、五味调和、春夏养阳、秋冬养阴以及合理烹调外，还非常注重膳食的回归自然，绿色食物和海洋食品的利用以及营养保健食品、美容保健食品的开发与利用，更具有针对性和科学性。

1. 饮食要回归自然

近几年来，由于受到“三高”饮食带来的健康问题的困扰，很多人提出了饮食要回归大自然之说，其意义无非是多摄取一些低盐、低糖、低脂肪、低热量的食物，多吃一些野菜、野果和口味清淡的自然食品。纵观我国人民食用野菜的历史也是相当悠久的，早在《诗经》中就有采野菜的记载。古诗云：“霜余蔬甲淡中甜，春近灵苗嫩不蔹；采掇归来便堪煮，半铢盐酪不须添”。新采的新鲜野菜完全是田园风味，其诗流露出对待饮食的自然主义养生的心态。

在我国古代，人们有食用野菜的传统习惯和丰富的经验，如今，人们的生活水平虽然大大地提高了，靠野菜充饥的日子一去不复返了，但野菜还是有很大的食用价值。因野菜长期生长繁衍在茫茫草原、旷野荒地、深山林谷、礁石浅海、湖畔河沿、郊野田埂、房前屋后等自然环境中，几乎没有污染，具有质地新鲜、营养丰富、风味独特的特征。它不但和其他的蔬菜一样含有人体所必需的营养物质，很多野菜还含有其他的营养成分，特别是胡萝卜素、维生素C和维生素B_2的含量高于常见的其他蔬菜，并且有很多的野蔬特别鲜美，为一般蔬菜所不及。另外有的野菜除了供食用外，还可以作为药物来治疗某些疾病，即所谓的“药食同源”。如荠菜能够健脾胃、明目止血，还可以解毒利尿；马齿苋性味酸寒，具有解毒、消炎、利尿、消肿的功效，可以预防痢疾、治疗溃疡等疾病。

以上所说的各种野菜仅是一部分的例子，可以供作食用的还有很多，在此就不一一举例。经常食用这些天然食物的最大的问题是要注意其安全，在食用时要弄清天然食物的营养价值、生长环境、是否有毒等，并积极采取措施趋利避害后，方可食用。但不管怎么说，饮食回归自然是大势所趋，也是现代人追求食物养生的一个重要方面。

2. 绿色食品

绿色食品是无污染的食品，是安全的食品，是营养的、健康的食品。换句话来说绿色食品就是出自较好的生态环境，能带来生命活力的健康食品。

食用绿色食品是现代人养生的又一妙法。绿色食品的开发是人类注重保护生态环境的产物，是社会进步和经济发展的产物，也是人们生活水平提高和消费观念改变的产物，现代人食用这种食品是养生的需要，也是最佳的选择。因为获得绿色食品标志的产品必须同时符合以下的四个条件：一是产品或产品原料产地必须符合绿色食品的生态环境的标志；二是绿色食品的种植、饲养及食品的加工必须符合绿色食品的生产操作规程；三是产品必须符合绿色食品质量和卫生标准；四是产品外包装必须符合国家食品标签通用标准，符合绿色食品特定的包装、装潢和标签规定。所以绿色食品的开发是利国利民、造福子孙后代的一项重大的系统工程，也是现代人追求养生的一个重要方面。

3. 保健食品

进入21世纪以来，人们注重自身的健康，保健食品应运而生。现在市场上的保健食品非常多，可以说举不胜举，但也是鱼龙混杂，有些保健食品不可盲目食用，要对其有一个科学的认识。

保健食品是人们为了养生的需要而加工制成的特殊食品，主要是调整人体的生理机能，增强人体的抵抗能力，无副作用或毒性。

三、食疗保健研究的内容

1. 运用中医学理论，研究食物的性能

掌握和运用中医学理论知识，来研究食物的各种性质和功能，只有掌握食物的性能，才能正确指导食物在食疗保健中的具体运用。

2. 利用食物的性能，研究食物的配伍原则

掌握食物的性能，要研究食物的性能对人体的作用，要研究食物中的相互搭配，掌握食物配伍的原则，以便更有效地发挥食物的性能。

3. 研究食物选择、加工、烹调的运用原则

研究食物的保健作用，要从食物的选择、加工以及烹调对其影响的几个方面来要求，正确选择和掌握食物的加工方法、烹调方法，才能使其尽可能地发挥最大作用。

4. 研究平衡膳食、合理用膳的原则

研究食物的食疗保健，要研究人们日常生活中的膳食平衡，营养成分种类要全，数量要充足，比例要恰当，只有这样才能达到合理用膳的目的。

5. 研究食疗保健食谱的合理设计

研究食物的食疗保健，既要研究平衡膳食，又要研究食物保健品种的合理制作、合理搭配，才能真正达到食物保健的目的。

四、研究食疗保健的意义

1. 研究食疗保健，是对中医的继承和发展

中医学是我国独特的医术，中医食疗保健有着悠久的历史，其内容丰富、内涵深厚。要利用现代科学技术和知识，科学地继承和发扬食疗保健，使我国这一宝贵的传统文化能够得到科学的发展。

2. 研究食疗保健，是现代社会人们的需要

随着社会的发展和人们生活水平的提高，人们越来越注重身体健康，食疗保健具有健康养生、预防疾病、强身健体的作用，而且无副作用，符合人们对健康身体的需要。因此，研究食疗保健，是现代社会人们对幸福生活追求的需要，科学的健康饮食、合理地选择食物，能满足人们心理和生理的需求。

任务 2　食疗与药膳

◎ 任务驱动

1. 了解和掌握食疗保健与药膳的关系。
2. 了解和掌握药膳特点、作用及其制作。

◎ 知识链接

食疗保健是中国饮食保健学的重要组成部分，是在中国传统医学的指导下，从“医食同源”“药食同用”的思想观念出发，阐明饮食与增进人体健康和治疗疾病的原理。

在食疗保健的内容上，还有“食补”和“食忌”两个基本概念。

“食补”是指人们利用饮食来补益人体的气血阴阳以及津液和肾精。在食养上，主要通过食补来对人体扶助正气，从而达到增强人体体质、抗衰延年的目的。但在具体的实际应用中，要考虑到每一个人的个体体质存在的气血阴阳和津液及肾精偏虚的不同情况，采取不同的食补方法。如气虚体质的人主要选用补气的方法。此外，食补还有峻补、缓补、平补、清补、温补等，应视具体情况而定，要避免食补在食养上的盲目和滥用，不能乱补。

在食疗上，还要区别正虚和邪实，食补虽然能扶正怯邪，但要使用得当，反之则无功。

“食忌”，又称饮食忌口，俗称“忌口”“禁口”“食禁”，是指根据养生或食疗的需要，避免或禁止使用某些与养生或食疗不利的饮食物，它是历代研究医学和养生食疗学的学者在长期的实践活动中的总结。它既重视强调饮食物对人体的养生食疗作用，又注意到各种饮食物对人体养生和食疗不利的一方面，即所谓的饮食物宜忌。东汉张仲景的《金匮要略》中有云：“所食之味，有与病相宜，有与身为害，若得宜则益体，害则成疾。”但是，食忌是有条件的，食物只有在一定的条件下才构成食忌。在传统的医学保健中，关于食忌的内容很多，主要有发物禁忌、体质禁忌、疾病禁忌、食物配伍禁忌、服药禁忌、妊娠禁忌、时令禁忌等。

药膳是食养和食疗的重要组成部分，它不是食物与中药的简单相加，而是在中医辨证配膳理论指导下，由药物、食物和调料三者精制而成的一种既有药物功效，又有食品美味，用以防病治病、强身益寿的特殊食物，这种食物是药借食威、食借药力，相辅相成、相得益彰，符合中医的阴阳五行、辨证施治的学说。“药食同源”是药膳的理论依据和基础，实际应用中分为养生药膳和治疗药膳两种。

药膳发源于我国传统的饮食和中医食疗文化，是在中医学、烹饪学和营养学理论指导下，严格按药膳配方，将中药与某些具有药用价值的食物相配伍，采用我国独特的饮食烹调技术和现代科学方法制作而成的具有一定色、香、味、形的美味食品。药膳是中国传统的医学知识与烹调经验相结合的产物。它“寓医于食”，既将药物作为食物，又将食物赋以药用，既具有较高的营养价值，又可保健强身、延年益寿。

中国药膳源远流长。古代关于“神农尝百草”的传说，反映了早在远古时代中华民族就在开始探索食物和药物的功用，故有“医食同源”之说。公元前1000多年的周朝，宫廷医生分为四科，其中的“食医”，即通过调配膳食为帝王的养生、保健服务。约成书于战国时期的中医经典著作《黄帝内经》，载药膳方数则。约成书于秦汉时期、我国现存最早的药学专著《神农本草经》，记载了许多既是药物又是食物的品种，如大枣、芝麻、山药、葡萄、核桃、百合、生姜、薏仁等。东汉医圣张仲景在《伤寒杂病论》中，也记载有一些药膳名方，如当归生姜羊肉汤、百合鸡子黄汤、猪肤汤等，至今仍有实用价值。唐代名医孙思邈的《备急千金要方》和《千金翼方》专列有“食治”“养老食疗”，药膳方药十分丰富。据史书记载，至隋唐时期，我国已有食疗专著60余种，惜多散佚。唐代孟诜所著《食疗本草》是我国现存最早的食疗专著，对后世影响较大。

至宋代，王怀隐等编辑的《太平圣惠方》论述了许多疾病的药膳疗法；陈直的《养老奉亲书》是我国现存的早期老年医学专著，在其所载的方剂中，药膳方约占70%。该书指出，老人喜食物，厌药物，元代御医忽思慧所著的药膳专书《饮膳正要》，药膳方和食疗药十分丰富，并有妊娠食忌、乳母食忌、饮酒避忌等内容。至明代，李时珍在《本草纲目》中收载了许多药膳方，仅药粥、药酒就各有数十则；明代高濂的养生学专著《遵生八笺》，也载有不少养生保健药膳。清代的药膳专著各有特色，如王士雄的《随息居饮食谱》介绍了药用食物七类300余种，章穆的《调疾饮食辩》所涉及的药用食物更多，袁枚的《随园食单》介绍了多种药膳的烹调原理和方法，曹庭栋的《老老恒言》（又名《养生随笔》）中则列出老年保健药粥百种。

药膳的品种在传统工艺的基础上正在不断增加，如药膳罐头、药膳糕点等。结合现代科研成果制成的具有治疗作用的食品、饮料，品种繁多，各具特色。既有适合糖尿病、肥胖者和心血管疾病患者服食的药膳食品，也有适合运动员、演员和矿工等服食的保健饮料，还有促进儿童健康发育或用于老人延年益寿的保健食品或药膳。

中国药膳开始走向世界，不少药膳罐头和中药保健饮料、药酒等已销往国际市场。有的国家已经开设药膳餐厅。国际上一些学术界和工商界人士十分关注中国药膳这一特殊食品，希望能开展这方面的学术交流与技术合作。中国药膳将为世界人民的健康做出贡献。

一、药膳的特点

1. 注重整体，辨证施食

所谓注重整体、辨证施食，即在运用药膳时，首先要全面分析食用者的体质、健康状况、患病性质、季节时令、地理环境等多方面情况，判断其基本症型；然后再确定相应的食疗原则，给予适当的药膳辅助治疗。如慢性胃炎患者，若症属胃寒者，宜服良附粥；症属胃阴虚者，则服玉石梅楂饮等。

2. 防治兼宜，效果显著

药膳可强身防病，这是有别于药物治疗的特点之一。药膳尽管多是平和之品，但其防治疾病和健身养生的效果却是比较显著的。如根据古代食疗和清宫保健经验研制而成的“八珍食品”，含有山药、莲子、山楂等8种食用中药，幼儿食用30天后食欲增加者占97%，生长发育也有改善；再如，莱阳梨香菇补精，是由莱阳梨汁和香菇、银耳提取物制成，中老年慢性病患者服后不仅能显著改善各种症状，而且可使高脂血症者血脂下降，并可使免疫功能得到改善。

3. 良药可口，服食方便

由于中药汤剂多有苦味，故民间有“良药苦口”之说。有些人，特别是儿童多畏其苦而拒绝服药。而药膳使用的多为药、食两用之品，具有食品的色、香、味等特性；即使加入了部分药材，由于注意了药物性味的选择，并通过与食物的调配及精细的烹调，仍可制成美味可口的药膳，故谓“良药可口，服食方便”。

二、药膳的作用

1. 疗疾病

（1）以药膳为主治疗疾病　某些疾病或疾病中的某个阶段可以用药膳或食物为主加以治疗。例如桂枝汤就是治疗外感风寒、营卫不和的食疗方；《金匮要略》中的甘麦大枣汤以治妇人脏燥等，都是以食疗方为主治病的实例。

（2）药食结合以辅助治疗疾病　《黄帝内经》提出："药以祛之，食以随之"，食物疗法是综合疗法中一种重要的不可缺少的内容。古代医家主张在病邪炽盛阶段依靠药物，一旦病邪已衰，在用药治疗的同时，饮食营养也须及时与保证，以恢复正气，增强其抗病能力。金元四大家张从正主张攻邪居先，食养善后，这是典型的药食结合。

（3）辨证施膳治疗疾病　辨证施膳是从辨证论治发展而来的。它是根据食性理论，以食物的四气、五味、归经、阴阳属性等与人体的生理密切相关的理论和经验作为指导，针对病人的症候，根据"五味相调，性味相连"的原则，以及"寒者热之，热者寒之，虚者补之，实者泻之"的法则，应用相关的食物和药膳治疗调养病人，以达到治病康复的目的。病人的膳食基本上分成温补、清补、平补、专病食谱四大类。

2. 养生保健

冬季药膳用于保健养身方面数量多、范围广。近代出现的健康食品和保健食品，是指以增进健康为目的的补养食品。当今，我国市场上保健食品颇多，大体有下列数种。

（1）滋补膳食　在中药药材中可供做滋补品和食疗药膳的有500多种，约为全部中药药材的1/10，而我国政府卫生主管部门颁布的中药有70多种。这些特制食疗药膳食品，多出自古代书籍记载或民间经验流传以及近代加工改进的制品。其中最常用的药、食物有：人参、冬虫夏草、黄芪、山药、白术、天麻、茯苓、甘草、当归、首乌、黄精、核桃、芝麻、大枣、薏苡仁、莲子、蜂蜜、枸杞子、银耳、龙眼肉、蜂王浆等。古代诸如《十药神书》中的大枣人参汤具有益气补血、助阳润肠等作用。《食鉴本草》中的猪肾酒，可治肾虚腰痛，《遵生八笺》中的黄精饼，具有补肺清肺作用等。这些丰富多彩的特殊滋补食品和药膳是中国独有的特色食品。

（2）具有多种保健作用的药膳佳肴　食药结合制成的具有多种保健作用的佳肴很多。如具有食疗保健作用的药膳菜肴、点心、小吃、糖果、蜜饯等，不胜枚举。如元代《山家清供》中的蜜渍梅花、梅花脯等。药膳保健饮料有汤、饮、酒、浆、乳、茶、露、汁等。茶类多为单独的茶叶或与某些药物混合制成，如枸杞茶、玉磨茶、参杞酒等，这些都是加工方法独特、具有多种保健作用的药膳食品。

3. 丰富人们的饮食生活

日常饮食中加入健身养生防病的食品和美味佳肴深受群众欢迎。由于药膳食品具有东方特色，富有饮食文化艺术内涵，可在休息、饮宴、娱乐交际、接待宾客、旅游、疗养活动中，丰富饮食保健内容、改进烹调技术、美化人民生活、弘扬中国饮食文化等诸多方面产生良好而深远的影响。

三、药膳的制作方法

要掌握好药食结合的方法和数量，根据不同的要求，药膳的制作有以下几种方法。

1. 直接食用

直接烹调食用，一般适用于药食兼用之品。如银耳、枸杞、山药、百合等，这类食物药性和食用性都比较强。

2. 药食同席

此种方法适用于名贵药材，如人参、冬虫夏草、天麻等，这类药物气味温和，可与食物共烹上席，如虫草鸭、天麻鸡等，食时可见，以体现药膳的价值。

3. 提取汤汁应用

此种方法适宜于一些不宜直接食用，或形状、外观不佳，影响膳食感官的药物，如黄芪、何首乌、当归等。对于此类药物，制作药膳时一般先提取其汤汁，再将汤汁兑入食物中烹调食用。

4. 单独包装与食物共烹，后去除

此种方法适用于药物组成复杂或药物品种较多，难以与食物混杂的药材。取其药物的食性，与第三种方法接近。

四、药膳的制作原则

1. 安全性原则

制作药膳所用的中药，应尽量选用药食两宜之品。

2. 辨证用膳原则

食物和药物，都有寒、热、温、凉四气和辛、甘、酸、苦、咸五味。四气五味形成了食物和药物的偏性，正是这种偏性奠定了食物治疗疾病、调节机能、强壮体质的基础。达到防病健身的目的。因此，只有熟悉药膳的性能和进膳者机体的健康状况，才能起到防病健身的效果，这就需要辨证用膳。

3. 四季用膳原则

四季气候不同，春暖、夏暑、秋凉、冬寒，机体在生理上也会发生一些变化。善养生者必须明白这个道理，能动地去适应这种变化。此外，制作药膳所需蔬菜有明显的季节性，所以，制作成的药膳也有鲜明的时令性。例如以香椿芽、枸杞苗为原料的药膳，一般适宜于春季应用；以薄荷、荷叶为原料的药膳，一般适宜于夏季应用；以鲜莲子、鲜菱角为原料的药膳，一般适宜于秋季应用。

保健与食疗虽然研究的对象不同，但在食物的性能的认识上是基本一致的，它们都是研究食物的性味、归经及作用。由于人体的健康状况不同，病与不病在很多情况下难以截然区别，在实际生活中，保健和食疗的实际应用是分不开的，但是在应用时要注意保健和食疗的整体观和辩证观。

整体观和辩证观就是要全面地看问题，要掌握好自然界与人体的关系；人体脏腑与人体生理组织间的关系；人体生理病变、辨证施食、理“法”施食的整体关系。不能片面地去补养和治疗身体的部分生理组织。

五、药膳的分类

1. 按制作方法划分

（1）炖类　此类药膳是将药物和食物同时下锅，加水适量置于武火上，烧沸去浮沫，再置文火上炖烂而制成的。

（2）焖类　此类药膳是将药物和食物同时放入锅内，加适量的调味品和汤汁，盖紧锅盖，用文火焖熟的。

（3）煨类　此类药膳是将药物与食物置于文火上或余热的柴草灰内，进行煨制而成的。

（4）蒸类　此类药膳是将药膳原料和调料拌好，装入碗中，置蒸笼内，用蒸汽蒸熟的。

（5）煮类　此类药膳是将药物与食物放在锅内，加入水和调料，置武火上烧沸，再用文火煮熟的。

（6）熬类　此类药膳是将药物与食物倒入锅内，加入水和调料，置武火上烧沸，再用文火烧至汁稠、味浓的。

（7）炒类　此类药膳是先用武火将油锅烧熟，再下油，然后下药膳原料炒熟的。

（8）熘类　这是一种与炒相似的药膳，主要区别是需放淀粉勾芡。

（9）卤类　此类药膳是将药膳原料加工后，放入卤汁中，用中火逐步加热烹制，使其渗透卤汁而制成的。

（10）烧类　此类药膳是将食物经煸、煎等方法处理后，再调味、调色，然后加入药物、汤汁，用武火烧滚、文火焖至卤汁稠浓而制成的。

（11）炸类　此类药膳是将药膳原料放入油锅中炸熟而成的。

2. 按功用划分

（1）养生保健延寿类。

补益气血药膳：适用于平素体质素虚或病后气血亏虚的人，如十全大补汤、八珍糕等。

调补阴阳药膳：适用于机体阴阳失衡的人，如具有补阴作用的桑葚膏，补阳作用的冬虫夏草鸭等。

调理五脏药膳：适用于心、肝、脾、肺、肾五脏虚弱、功能低下的人，用酸、苦、甘、辛、咸来补养肝、心、脾、肺、肾五脏。如健脾膏、补肾膏。

益智药膳：适用于老年智力低下，以及各种原因所导致的记忆力减退的人，如酸枣仁粥、柏子仁炖猪心等。

明目药膳：适用于视力低下、视物昏花的人，如黄连羊肝丸、决明子鸡肝汤等。

聪耳药膳：适用于老年耳聋、耳鸣，以及各种原因导致听力减退的人，如磁石粥、清肝聪耳李实脯等。

延年益寿药膳：适用于老年平素调养、强身健体、养生防病的人，如清宫寿桃丸、茯苓夹饼等。

（2）美容美发类。

增白祛斑药膳：适用于皮肤上有黑点、黑斑、色素沉着的人，如白芷茯苓粥、珍珠拌平菇等，以美容增白。

润肤美颜药膳：适用于老年皮肤老化、松弛、面色无华的人，具有美容抗衰功效，如沙苑甲鱼汤、笋烧海参等。

减肥瘦身药膳：适用于肥胖的人，如荷叶减肥茶、参芪鸡丝冬瓜汤、绿茶、柠檬泡茶等。

乌发生发药膳：适用于脱发、白发以及头发稀少的人，如黑芝麻山药米糕、乌发蜜膏等。

固齿药膳：适用于老年体虚、牙齿松动、掉牙的人，如滋肾固齿八宝鸭、金髓煎等。

（3）祛邪治病类。

解表药膳：具有发汗、解肌透邪的功效，适用于感冒以及外感病的初期。如葱豉汤、香薷饮等。

清热药膳：具有清热解毒、生津止渴的功效，适用于机体热毒内蕴或余热未清的病症，如白虎汤、清暑益气汤等。

祛寒药膳：具有温阳散寒的功效，适用于机体外寒入侵或虚寒内生的病证，如当归生姜羊肉汤、五加皮酒等。

消导药膳：具有健脾开胃、消食化积的功效，适用于消化不良、食积内停、腹胀等症。如山楂糕等。

通便药膳：具有润畅通畅的功效，适用于大便干燥等症，如麻仁润肠丸、蜂蜜香油汤等。

利水药膳：具有利水祛湿、通利小便的功效，适用于尿少浮肿、小便不利等症，如赤小豆鲤鱼汤、茯苓包子等。

活血药膳：具有活血化瘀、消肿止痛的功效，适用于瘀血内停、跌打损伤等症，如益母草膏、当归鸡等。

理气药膳：具有行气、理气、止痛的功效，适用于肝气郁结、胀痛不舒以及气滞血瘀等症，如陈皮饮、佛手酒等。

祛痰药膳：具有祛痰止咳的功效，适用于咳嗽痰多、喉中痰鸣等症，如梨膏糖、瓜蒌饼等。

止咳药膳：具有宣肺止咳的功效，适用于咳嗽等症，如川贝蒸白梨、糖橘饼等。

平喘药膳：具有止咳平喘的功效，适用于哮喘等症，如丝瓜花蜜饮、柿霜糖等。

熄风药膳：具有平肝、熄风定惊的功效，适用于肝经风热或虚风内动之症，如菊花茶、天麻鱼头等。

安神药膳：具有养血补心、镇静安神的功效，适用于失眠多梦、心悸怔忡等症，如柏仁粥、酸枣仁汤等。

排毒药膳：具有调节机体状况、改善机体功能、排出体内毒素的功效，适用于机体不适、痤疮等平素火毒易盛之症，如黄芪苏麻粥、鲜笋拌芹菜等。

3. 按滋补形式划分

（1）平补　指用甘平和缓的补益方药治疗体虚久病、病势发展较慢者，是一种缓补法。

（2）清补　清补是专指夏天的补养，它指选用具有一定驱暑生津功效的饮食，以补充人体的消耗。

（3）温补　用温性补益药治疗阳虚证的方法。

（4）峻补　用强力补益药治疗气血大虚或阴阳暴脱的方法。因极度虚弱和危重症候时非大剂峻猛补药不足以挽救垂危，故此命名。

4. 按药膳形式划分

药膳的分类主要是根据所用原料的性能和使用对象的不同来决定，划分不是十分严格。各地生活习惯的不同、所产药材品种的多寡、质量的优劣、地区性的疾病特点等，都可产生不同的药膳剂型。从药膳形式来讲，主要的剂型有汤、粥、菜肴、面点、酒、羹、膏、饮料、糖果、茶、糊、丸等类型。

（1）汤剂类　药膳食疗中运用最多的剂型是“汤”。汤的形式多样，历史学家研究认为在公元前8000年到公元前7000年间，近东地区的人们开始煮汤喝。据记载，古希腊人用羊或小牛煮汤喝，以增强体力。历史学家发现在公元前2700年我国的食谱上载有十几种汤，其中一道就是“鸽蛋汤”。汤的营养丰富，便于吸收，是世界各地人们喜爱的饮食。意大利有用青豆、通心粉作为作料煮成的浓肉汁菜汤，西班牙有冷汤，英国和印度有咖喱汤等。

中医治疗疾病使用的“汤剂”和人们食用的汤菜共同的特点是便于消化吸收。治病的汤剂口感不如食用的汤好喝，于是人们想到怎样将药物添加到菜肴的汤中去，达到既防病治病，又可口美味的双重效果，于是便产生了药膳食疗中的汤剂。药膳汤剂的种类繁多，所用原料寒热温凉、辛咸甘苦的不同，可烹制出各种各样适合不同人们需要的汤品，如十全大补汤、人参乌鸡汤、苡仁鸭肉汤等。汤菜制作相对较简单，炖、蒸、煲等方法均可得到美味的汤菜。粥、羹、饮料等实际上也是汤的一种变化形式。

（2）粥类　我国各地群众都喜欢喝粥，尤其是在炎热的夏季和干燥的秋季。不少健康长寿的人更是以喝粥为重要的养生手段。我国历代医学书籍几乎都记载有不少的粥养方法。如清代黄云鹤所撰的《粥谱》，记载有粥方200余种，至今还有非常重要的参考价值。

（3）菜肴类　药膳中“菜型”含义较广，广义的是指所有上桌的菜肴，狭义的是指用炒、煨、熘、蒸等加工方法制作或汤汁较少的菜肴。药膳菜肴视所用原料的不同可用多种方法加工，如各种原料同时炒、煨等；或先将原料煎熬取汁，再与其他原料进行烹制；或先将部分药物分段加工，再与其他原料一起烹制等。

（4）面点类　我国各地面点小吃品种极为丰富。很多城镇大街小巷摆满各种令人口馋的小吃，仔细询问其中多数以药食不分的原料所制，如莲子、芡实、苡仁、茯苓、白果、山药、大枣、芝麻、绿豆等。面点类的药膳品种多为五谷杂粮加上上述原料等制成，既好吃又可作为正餐。

（5）酒类　历代医家非常重视用药酒防病治病、强身健体。药酒的种类也十分丰富，按功能可分为益气健脾类、温肾壮阳类、祛风除湿类、活血消肿类等。历代书中记载的药酒至今还有很好的参考和使用价值，如周公百岁酒、延寿酒、千口一杯酒、五加皮酒、枸杞酒、鹿茸酒等。

（6）羹类　羹本指五味调和的浓汤，也泛指煮成浓液的食品。药膳食疗中羹类食品多为禽蛋、肉、奶等，加入药食两用的食物，烹制成较稠厚的食品，如菜羹、肉羹、豆腐羹、鸽蛋羹、银耳羹等。羹类食品营养丰富、便于消化，深受人们喜爱。

（7）膏类　主要是以药物或药物和食物加水浸泡煎熬，过滤去渣，加热浓缩后再加入蔗糖、饴糖或蜂蜜等，冷却后成为较稠厚的半固体食品，适合体质虚弱的人养生保健食用。历代医书有不少记载，如八仙膏、玉灵膏、菊花延龄膏、龙眼膏、当归补血膏等。

其他药膳剂型如饮料、糖果、茶、糊等与上述药膳剂型有相似之处。

六、药膳食品的烹调方法

1. 炖

炖有隔水炖和不隔水炖之分。隔水炖是加好汤和料封口，把容器放入锅中，武火炖3小时即可；不隔水炖为直接武火煮沸，撇去浮沫，再用文火炖至酥烂。

2. 熬

熬指先在锅内加底油烧热后，放入主料稍炒，再加汤及调味品，后用文火煮烂。

3. 烩

烩是将多种原料用汤和调料混合烹制成的一种汤汁菜。

4. 汆

汆是将汤和水用武火煮沸，投下药料及食料，加入调味料即可。

5. 焖

焖指先在锅内放油，将食物和药物同时放入，炒成半成品，加姜、葱、花椒、汤及调味品，盖锅盖，用文火焖烂。

6. 烧

烧是将原料放入有少量油的锅中加调料煸炒，进行调味调色，待颜色转深放入调味品及汤（或水），用文火烧酥烂后，武火收汤稍加明油即可。

7. 蒸

蒸就是将食物与药物拌好调料后，放入碗中，利用水蒸气加热烹熟的方法。

8. 煮

煮是将原料放入锅内，加适量汤或水，先用武火烧开，改文火烧熟即可。

9. 卤

卤是先调好白卤或红卤，然后将原料加工，放入卤汁中，用文火煮烂，使卤汁渗透至酥烂。

10. 炸

炸是将油用武火烧至七八成熟，再将原料下锅，注意翻动，防过热烧焦，通常炸至橘黄色即可。

七、药膳制作注意事项

（1）运用药膳疗法时，应注意食物与药物的禁忌，如黄连、甘草、乌梅、桔梗忌猪肉，鳖肉忌薄荷、苋菜，鸡肉忌黄鳝，蜜忌葱，天门冬忌鲤鱼，白术忌大蒜、桃、李，人参忌萝卜等。

（2）由高血压、冠心病及严重心、肝、肾脏疾病引起水肿者，在配制药膳时应少放盐，宜清淡。

（3）对体质肥胖，患有动脉粥样硬化性疾病患者，宜服低脂肪（尤其是动物脂肪）食物的药膳。

（4）糖尿病患者慎用或不用以淀粉类或糖类烹调的药膳。

（5）应用药膳还应注意食疗中药的五味与五脏的关系。一般来说，辛入肺，甘入脾，苦入心，酸入肝，咸入肾。只有根据性味合理选用药膳，才能达到滋补身体的目的。

（6）药膳所用的中药材和食物都应认真精选，为保证药膳疗效，还应对药材与食物进行必要的加工处理。

（7）优良的药膳必须讲究烹调技巧。药膳除应具备一般饮食的色、香、味、形外，还要尽可能保留其营养、有效成分，以更好地发挥作用。

（8）中药在熬制时一定要注意用具，不要使用金属制品。

（9）无论药膳用于何种用途，一定要适量，若过多可能会导致副作用或反作用。

八、药膳制作要求

1. 药膳原料

药膳原料的选择既要遵循中医、中药理论，又要遵循烹饪法则，在选料过程中首先要保证药物和食物必须符合卫生学的要求。要考虑原料的药性和药味，并根据具体病症有针对性地使用，尽量选用“药味轻、偏性小”的原料，以适合更广泛的人群。在此基础上还要做到广、鲜、精。广是指原料取用尽量广博，凡是日常所用的烹饪原料均可用作药膳，如苡仁、茯苓、茶叶等自古就是药食同源的原料。平时烹饪较少的山间野菜、田野美味、厨中下脚料也是烹制某些药膳的重要原料，可斟酌选用。鲜是指原料要新、鲜、嫩。禽、畜、海味必须鲜活，尤其鱼、虾、蟹必须即宰即烹即食。精是精心选择，使用原料的优良品种和部位。有些食物的不同部位分别起到不同作用，在药膳制作过程中应加以分制，更好地发挥药膳的作用。如莲子有补脾、止泻、益肾、固精的作用，莲蕊则有清心经之热邪的功效，而莲房则可用来止血。可以说，药膳的严格选料是保证药膳色、香、味、形、效统一的关键。

2. 药膳原料的刀法

药膳原料的刀法要服从于烹调的要求和肴馔色、香、味、形、效的和谐。药膳原料讲究刀法，简单来说可分为三大类，即平刀法、斜刀法、直刀法。在三大类刀法的基础上演变出劈、斩、切、片、剞等具体刀法，以利于烹调入味，便于食用，且整齐美观。根据原料的不同用途、不同形状、不同规格，经过精心设计和合理搭配，令药膳成为精美的艺术品，给人以造型和色彩的美感，使人心情愉悦而胃口大开。

3. 药膳的火候

药膳的火候很重要，应兼顾原料的种类、性质、形态及成品风味灵活掌握，可突出以下几点。

（1）根据原料的种类、性质掌握火候　原料质老形大、药性不易溶出挥发的，要用长时间慢火烹制，使药物在较长时间的受热过程中，最大限度地溶解出有效成分。若质嫩形小的原料则用短时间大火烹制。如杜仲腰花，选用滑炒；生煸枸杞，选用生煸烹饪。在烹制由不同原料组成的药膳时，质地老韧难熟的原料应先投料，而质地细嫩易熟的原料后投料。

（2）根据原料的规格、形状及数量灵活掌握火候　加工成细丝、薄片的原料，若达到鲜嫩的口感，应选短时间加热的烹饪方法，如滑炒、鲜熘等；而加工成厚片、粗丝、块或量多的原料则加热时间应长些。

（3）根据药膳的风味特点掌握火候　如卤鹅掌，卤的时间不够则原料未熟，卤的时间过长则肉缩骨露。清蒸类药膳要求火候掌握准确，肌肉断生即可。对于一些汁浓质糯的肴馔和各种滋补汤类，则要求火候十足，不得取巧，否则也就不成药膳了。

4. 药膳的调味

药膳调味的目的是使药膳尽可能地做到美味可口。优良的药膳能使其中的药味“食之无味，回味悠长”。原料中的药材要经过严格炮制，达到矫臭矫味的目的，同时应祛除或降低药物的毒副作用，增加食用价值。一方面，在药膳制作过程中，通过飞水、煸炒除去部分易溶解和易挥发的异味物质，还可以通过使用料头来减弱和消除原料的异味，并增加肴馔的香味；另一方面，药膳应以性味和功效统一为原则，保持原料本身的鲜美味道，减少调味品对食物鲜味的改变，如用盐、胡椒粉、芝麻油等。至于本身腥味较重者如鱼、羊肉、牛肉等，则在加工前应进行矫味。对一些本身无明显滋味的药物与食物，如燕窝、海参、鲍鱼、蹄筋等，应在加高质量的鲜汤里滚煨或配以顶汤调味。药膳在烹制过程中也要注意口味多样化，使用一些新型调味品、复合型调味酱汁，使酸、甜、苦、辣、咸各味互相融合，互相渗透，推出不同口味的创新药膳，以适应各类人群的需要。

任务3　平衡膳食、辨证用膳

◎ 任务驱动

了解和掌握生活中的平衡膳食。

◎ 知识链接

在自然界中，任何一种食物都不能提供人体所需的全部营养素的需要，人们只有通过合理的膳食配伍，才能获得人体所需要的各种营养素。平衡膳食就是要使膳食中所提供的营养素与人体所需要的营养素保持平衡，只有这样的平衡才能使膳食中的各种营养素满足人体生长发育和各种生理及体力活动的需要。

平衡膳食的观点自古有之，古代医书《黄帝内经》在膳食结构上就提出“五谷为养、五果为助、五畜为益、五菜为充”的配膳原则，体现了人们对食物多样化和平衡膳食的要求，近代营养学的平衡膳食理论也是在古代膳食原则的基础上提出来的。

人们在制作食物时，除了进行对食物原料的选择利用，还要利用中医学的观点掌握食物的性能，掌握食物在应用过程中有关的配伍、禁忌、用量、组方、炮制、用法等。这对于正确选择食物，提高食物的营养价值来达到养生的目的，有重要的现实意义。

各种食物其性能不同，它们在具体使用和食用时，特别是在不同食物相互配伍时，会产生不同的变化，食物经过配伍后，可以满足饮食养生的多种要求。但是，在食物与食物之间的配伍关系上还要注意食物的相须、相使、相畏（相杀）、相恶、相反等关系，只有了解掌握食物之间的配伍关系，才能更好地做好平衡膳食。

相须：相须是指在性能作用上相类似的两种食物配合应用，可起到协同的作用，增强食物的效应。如人参和母鸡相互配伍，能明显地增强其补益强壮的作用。

相使：相使是指两种食物配伍使用，而以一种食物为主，另一种食物为辅，以提高主要食物的作用，配伍的两种食物，其功能可以相同，也可以不同。如补气利水的黄芪，配以鲤鱼，可以增强鲤鱼利水消肿的功效。

相畏（相杀）：相畏或相杀是指两种食物配伍使用时，一种食物能减轻或消除另一种食物的副作用。如食用螃蟹配生姜，可以减轻螃蟹的寒性。

相恶：相恶是指两种食物配伍使用时，一种食物能降低另一种食物的作用，甚至相互抵消。如萝卜能降低人参的补气作用。

相反：相反是指两种食物配伍使用时，能产生副作用或毒性反应。属食物禁忌，如蟹不能与柿子同用。

由此可见，在食物的配伍关系上，相须、相使、相畏是可以充分利用的；相恶、相反属于食物禁忌，是不可利用的。当然，有很多的配伍原理还需要通过进一步的实践和研究，用现代营养学和医学来解释其配伍的原理内容。

一、平衡膳食的食物组成

现代营养学根据营养素的特点，提出现代平衡膳食的组成有以下几种食物。

1. 谷类

谷类食物包括大米、面粉、玉米、小米、高粱、荞麦和甘薯等，俗称粮食。此类食物是碳水化合物的主要来源，主要供给人体热能，同时还含有一定量的蛋白质、B族维生素和无机盐。日常生活中所说的主食，大都来源于此类物质，一个人一天吃多少粮食，是由人体所需的热能来决定的，它与年龄、劳动强度等有关，同时也受食用其他副食的影响，因此，粮食的消耗与人体的体力消耗相适应。一个中等体力的成年人，每天需要粮食400~600克，占膳食总重的40%左右。

2. 动物肉类

此类食物包括牲畜、禽类和动物水产品，蛋白质含量丰富，尤其以动物的内脏和瘦肉含量最高，且多为生理价值高的优质蛋白质，人体对蛋白质的需要多来源于此类物质。肉类食物蛋白质吸收率高、味道鲜美、营养价值高，除提供蛋白质外，还提供脂肪、无机盐和维生素。

3. 蛋乳品及其制品

此类食物蛋白质含量在所有的食物中是最高的，氨基酸种类齐全，比例适当，营养全面，且易于消化吸收，非常适应人体的需要，是人类营养物质最理想的食物，尤其对益智、强体、促眠有很好的疗效，除蛋白质外，脂肪、无机盐、维生素的含量也非常丰富。

4. 豆类及其制品

此类食物以大豆为主，也包括其他豆类。此类食物含有丰富的蛋白质、脂肪，人们日常俗称为“植物肉”，有人计算出500克大豆中蛋白质的含量相当于1000克的瘦猪肉或150克鸡蛋的蛋白质。大豆的脂肪含量也高，且多为不饱和脂肪酸，易于人体消化吸收。其制品丰富多样，在实际应用中，应用价值大。

5. 蔬菜、水果类

此类食物含有丰富的无机盐、维生素和食物纤维，是维持人体体液酸碱平衡的重要来源，在平衡膳食中，新鲜蔬菜是不可缺少的，人体所需的无机盐、维生素大多来源于蔬菜，一个中等体力的成年人，每天最好能食用蔬菜400~500克，蔬菜由叶菜、茎菜、根菜、花菜和果菜类组成，由于品种的不同，各种营养素含量的差异较大。水果类的营养近似蔬菜，具有芳香的气味、鲜艳的色彩，能促进人的食欲，由于可生食，因此，营养素的损失较少，有条件的话，一个人一天可补充1~2个水果。

6. 油脂类

此类食物主要是指烹调用油，油的来源有两种：一种是动物的脂肪，如猪油、牛油、羊油、鸡油、鸭油等；另一种为植物油，如豆油、菜籽油、花生油、芝麻油等。由于植物油的不饱和脂肪酸，特别是必需脂肪酸含量高，易于人体消化吸收，因此，植物油的应用价值比动物脂肪高。在实际应用上，主要可以增加食物的香味，提供人体必需的脂肪酸，还可促进脂溶性维生素的吸收，一般情况下以植物油为主。

二、平衡膳食的原则

对平衡膳食的掌握，应遵循以下几个原则。

1. 热能供应要充足合理

热能是人体活动的基本需要，人体热能的主要来源是碳水化合物、蛋白质和脂肪。因此，要摄取一定的碳水化合物、蛋白质和脂肪，以保证人体热能的需要。

2. 食物所含的营养素要品种全、数量足、比例适当

（1）品种全　是指营养素的摄取要全面。任何一种营养素的缺乏都会直接影响身体健康，要获得全面的营养素，饮食必须要全面，这样才能满足人体对营养素的全面需要。

（2）数量足　是指各种营养素的摄取与人体的需要要相对平衡。对人体而言，营养素摄入过少，不能满足需要，就会产生疾病；摄入过多，既是浪费，也容易对机体产生负担，也会产生疾病，因此，摄取的营养素要平衡。

（3）比例适当　是指人体摄入的营养素之间的比例要适当。人体在不同的状况下，对各种营养素的需要是有一定比例的，只有符合人体需要的搭配，才是最好的搭配，才能更有助于人体的吸收和利用。

3. 食物数量要满足人体基本的饱腹要求

饱腹是人体的生理需要，一日三餐的时间分配，各餐之间、食物之间的搭配，食物消化吸收的难易程度，都影响到人体的正常健康。

4. 合理烹调

尽量减少食物中营养素的损失，注意食物的色、香、味、形，能刺激人的食欲，帮助人体消化吸收。合理的烹调方法，能减少食物中营养素的损失，有些烹调方法对营养素的损失较大，因此，既要选择合理的烹调方法，又要兼顾食物的色、香、味、形，使人体有一个愉悦的心情来消化吸收食物，达到人们所期望的目的。

5. 食物的组成和搭配要合理

饮食要注意荤素、粗细、主副食的合理搭配，才能使食物中的营养素起到一定的互补作用。

三、平衡膳食构成与平衡膳食制度

科学地对食物进行搭配，使食物中的营养成分得到合理的组合，最大限度地维持人体需

要，这种组合就是膳食构成。

膳食构成是随着社会的发展而不断变化的，膳食构成的合理与否对人体体质的改善、寿命的增长起着决定性的作用，它引导人们对食物进行合理的选择。合理的膳食构成并不代表着要有丰盛的食物，而是如何将食物搭配合理。

辨证用膳需要一个科学的膳食构成，而科学的膳食构成还需要有合理的膳食制度，膳食制度是制约食物在人体内消化吸收的重要手段，没有合理的膳食制度，再科学的食物构成也可能不会起太大作用，因此，膳食制度是辨证用膳的重要部分，它主要强调食物在胃肠内的消化和吸收是需要一定的时间，而这个时间对各种营养素的吸收和利用是非常重要的，因此，合理的膳食制度对营养素的吸收利用和对人体的健康至关重要。

膳食制度是将一天的食物总量按一定的数量、质量、次数和时间分配到每一餐次的一种制度。它必须和日常生活相协调，才能使食物的能量和各种营养素的摄入量能适应人体的消耗，并保证各种营养成分得到充分的吸收利用。食物进入人体后的消化吸收过程通过长期的、有规律的实践后，已适应了生理上的需要，形成了一定的规律，到了一定的时间，人体就会自行引起体内消化液的分泌，使食物得到充分的消化、吸收和利用。膳食制度包括每人每日的用餐时间、用餐次数、用餐数量等各个方面。

膳食制度的制定，首先考虑个人的消化吸收功能，再考虑每餐的间隔时间、用餐的数量，这样，才能保证人体既具有良好的食欲，又不至于有饥饿感。

用餐时间、用餐次数，根据我国人群的饮食习惯，一般成年人为一日三餐，两餐之间间隔4~6小时，这种就餐时间相对比较合理，有助于人体对营养素的消化吸收，而三餐的时间分配大致为：早餐7：00、午餐12：00、晚餐18：00。每个人的食物摄取量随着年龄、工作状态、身体健康程度等有所不同，它需要根据每个人每天所需要的能量（热能）来计算。如一个中等体力劳动者，每天需要热量为3000千卡（1千卡=4.18千焦），而这些热量均由一日三餐来供应，比较科学的分配方法是：早餐35%、午餐40%、晚餐25%。人们日常所说的“早餐要吃饱、午餐要吃好、晚餐要吃少”就是这个道理。

不良的饮食习惯，容易伤身致病，如饮食不足、过饥过饱、暴饮暴食、过冷过热、偏嗜偏废、饮食不洁等，容易造成营养不足或过剩、加重肠胃负担，造成消化功能紊乱而引起疾病或加重病情。因此，要严格遵守膳食制度，从而养成一个良好的饮食习惯。

四、平衡膳食的食谱设计

辨证用膳，需要对一日三餐的食物进行合理的、具体的搭配，按一定的比例调配食物的种类和数量，当然这种调配需要因人、因地、因时的需要。因此，要对一日三餐的食谱进行合理的设计，使之符合对每一个人的具体需要。食谱设计是根据平衡膳食的原则和要求，对人体每日用餐的各种食物的数量和质量按一定的比例进行合理调配，即食物的配方，使之符合科学用餐的准则。

各种保健或食疗食谱不是简单的几种食物的相加，而是按照一定的原则来进行的。

首先，要根据养生或食疗的需要，确定主要食物，主要食物可以由一种或两种以上的食物组成，两种以上的食物大都选用相须或相使的配伍方法。

其次，确定辅助食物来加强主料的养生或食疗效用，或兼顾到养生或治疗的其他方面，主料与辅料的配伍关系也大多选用相须或相使的配伍方法。

最后，适当选用合适的佐助料，其目的是消除主料的副作用或毒性，或增色调味，或引导主、辅料归入机体某脏腑经络的食物。消除主料的毒副作用的佐助料多选用相杀的配伍方法。

此外，部分佐助料也起到养生或食疗的作用。除此以外，食谱的配方还要兼顾膳食的色、香、味、形等，做到养生或食疗与色、香、味、形的统一。

食谱设计的步骤大致如下。

1. 确定主食数量

主食主要是指粮食，它主要提供碳水化合物，提供人体热量。一般来说，一个中等体力劳动者，每日主食的需要量为500~600克，即可保证其身体对主食提供能源的需要。

2. 确定动物性食物的数量

动物性食物的种类很多，包括畜、兽、禽、水产、蛋乳品及其各种制品，主要提供人体对蛋白质、脂肪的需要，但要注意蛋白质要选用优质蛋白质，脂肪的摄取量要控制。

3. 确定蔬菜、果品的数量

蔬菜、果品主要提供人体所需的维生素和矿物质。根据平衡膳食的要求，每日蔬菜的摄取量要占40%左右，才能基本上保证各种维生素和矿物质的需要。

以上三方面要根据人的年龄、工作环境、身体健康需要合理搭配，对身体有疾病的人更要以食治为主，适量增加就餐次数，少食多餐，适量改变各种食物的比例。

■ 思考题

1. 食疗保健的概念是什么？具体内容有哪些？
2. 什么是食补和食忌？具体运用中应注意什么？
3. 什么是药膳？其特点和制作的原则是什么？
4. 什么是平衡膳食？怎样才能更好地做到平衡膳食？
5. 平衡膳食的原则是什么？怎样进行平衡膳食的食谱设计？

项目二　食疗保健膳食原料的选用

学习目标

1．了解和掌握食疗保健膳食原料的性味和功能。

2．了解和掌握食疗保健膳食原料的选用原则及应用。

3．了解和掌握食疗保健膳食原料加工的作用和方法。

任务1　食疗保健膳食原料的性味和功能

任务驱动

1．了解和掌握食疗保健原料的性味。

2．了解和掌握食疗保健原料的功能和分类。

知识链接

一、食物的性能

要研究饮食养生，就必须了解和掌握食物的性能，只有掌握食物的性能，才能正确地掌握食物在养生中的具体运用。食物的性能，是指食物的性质和功能，又称为食性、食气、食味。它是通过食物的药理功效对人体的作用所表现的各自不同的性能，由于食物的种类不同，各自所含的成分对人体的作用也不同，其所表现的性能也不同。食物的性能理论是前人在长期的社会实践中得出的，是对食物的保健作用用中医的理论加以概括和总结，并在漫长的社会实践中经过反复实践，并不断地得到充实和发展，逐渐形成的一整套独特的理论体系，人们是通过对饮食物对人体所起的保健作用，来了解食物的药理作用的。

传统的中医学认为，食物性能主要内容包括：四气、五味、归经、升降沉浮、以脏补脏等。

1. 食物的四气、五味

四气、五味简称为气味或性味，一般在描述食物的性能时，都首先标明食物的性味。

“四气”的“气”，是“性”的意思，所以“四气”也称为“四性”，是指食物所具有的温、热、寒、凉四种不同的性质和作用，其中，寒、凉为同一性质，属阴；温、热为同一性质，属阳。而寒和凉、温和热，只是程度上的不同，而不是质的不同，凉仅次于寒，即微寒；温仅次于热，即微热。因此，四气主要说明食物的寒凉和温热两种对立的性质，此外，食物的寒热偏性不显著者，称之为平性，但毕竟有偏凉和偏温的区别，习惯上仍归属于四性。

寒凉的食物具有清热、泻火、解毒、滋阴的作用，能保护人体阴液、纠正热性体质，主要适应于热性病症；温热的食物，多具有助阳、散寒、温里等作用，能扶正人体阳气，纠正寒性体质，主要适应于寒性病症。至于平性类食物，由于其寒热不明显，性味平和，因此，多用于养生。

食物的寒热温凉是食物作用于人体的反应上表现出来的，从而被人们所认识和掌握，是对食物作用的一种概括。疾病的寒热，是机体内在功能上失去相对平衡的反应。要掌握“以寒治热、以热治寒”的原则，因此，在饮食养生上必须辨明食物的寒热性质，如果不明食物的寒热性质，不加选择的食用，则不能达到预期效果，甚至会产生不应有的副作用。在日常生活中，平性食物居多，温热性食物次之，寒凉性食物较少。

五味，是指食物所具有的辛、甘、酸、苦、咸五种不同的味和作用。食物不同的味，具有不同的作用，它和四气同样是作用于人体的反应上表现出来的，从而被人们所认识的。辛味具有发散、行气的作用，如发散解表的薄荷、行气健胃的橘皮等；甘味具有补养、缓急、润燥的作用，如补虚的黄芪、党参；缓急止痛的甘草；润肠通便的蜂蜜等；酸味具有收敛、固涩的作用，如止汗、敛肺止泻的乌梅等；苦味具有燥湿、泻降的作用，如燥湿的厚朴、降逆平喘的杏仁等；咸味具有软坚、润下的作用，如化痰软坚的海带、润下通便的芒硝等。

五味理论还包括淡味和涩味，但习惯上仍称之为五味。淡味有利尿渗湿的作用；涩味具有收敛固涩的作用，与酸味的作用基本相同。通过对上述的分析，前人总结为辛散、甘补、酸（涩）收、苦降、咸软、淡渗。此外，还有食物的芳香嗅味，芳香性食物大多具有醒脾、开胃、行气、化湿、化浊、爽神的功效。从现代营养学和医学的观点来看，食物味道的不同，在一定程度上与食物含有的化学成分有关。如辛味多含有挥发油；酸味多含有有机酸；甘味多含糖类；苦味含有生物碱、苷类或苦味物质等，这说明前人在当时的历史条件下通过品尝味道来认识食物的药性是符合科学的。在日常生活中，甘味食物最多，咸味和酸味食物次之，辛味食物较少，苦味食物最少。

气与味是食物性能的两个方面，每一种食物都具有气和味，食物之间有的气同而味异，有的味同而气异，因而，作用也就同中有异，可见，在辨别食物的性能时，不能把气和味割裂开来。

2. 食物的归经

食物的归经，简单地说，就是指某些食物对某些脏腑经络的疾病的特殊治疗作用。食物的五味与五脏有一定的关系，一般认为：辛入肺、甘入脾、酸入肝、苦入心、咸入肾。多采用“以脏补脏”的方法，如神经衰弱的人可常吃动物的脑髓；肝病病人可经常食用动物的肝脏等，既增加营养，又达到补充受损脏器的物质和功能。

3. 食物的升降浮沉

食物的升降浮沉作用是指食物进入人体后，由于食物的性味不同而产生上升、下降、发散和泻痢等作用，食物的味道厚薄、质地的轻重决定着食物的升降浮沉的性质。厚是指味道浓，薄是指气味清淡，可以说，升浮食物多为辛甘温热，沉降食物多为苦酸咸凉。掌握食性和食物的升降浮沉作用会使食养和食疗的效果更好。

二、食物的功能分类

在设计、制作食疗保健养生食谱之前，首先要会对食物的选择使用，要认识食物的性质，按中医养生学的观点，食物可分为：补养类食物、温里类食物、理气类食物、理血类食物、消食类食物、祛湿类食物、清热类食物、化痰止渴平喘类食物、解表类食物、收涩类食物、其他类食物。

（一）补养类食物

补养类食物是指补益人体的气、血、阴、阳，扶助正气，养生壮体，提高抗病能力，以及治疗虚弱证为主要作用的一类食物，又称补益类食物或补虚类食物。它是人类养生最基本的食物，按其作用和应用范围的不同，可分为补气类食物、补阳类食物、补血类食物、补阴类食物。

1. 补气类食物

补气类食物是指以补益人体之气，增强脏腑功能和机体的活动能力，以及治疗气虚证为主要作用的一类食物，又称益气类食物。主要品种有：人参、山药、马铃薯、香菇、大枣、栗子、鸡肉、猪肚、猪腰、牛肉、鳜鱼、泥鳅、粳米、糯米、扁豆、蜂蜜等。

2. 补阳类食物

补阳类食物是指以补助人体阳气，增强机体的功能和抗寒能力，以及治疗阳虚证为主要作用的一类食物，又称助阳类食物。重在补助肾阳、益精髓、强筋骨。主要品种有：虫草、韭菜、核桃仁、羊肉、河虾、海参等。

3. 补血类食物

补血类食物是指以补养人体之血，滋养各脏腑组织器官，维持人体生理活动，以及治疗血虚证为主要作用的一类食物，又称养血类食物。适用于养血强壮和血虚证，有的具有补阴的功效。主要品种有：胡萝卜、菠菜、龙眼、荔枝、葡萄、花生、何首乌、猪肝（心、蹄）、乌贼等。

4. 补阴类食物

补阴类食物是指以补养人体阴液，滋润脏腑组织器官，维持人体生理活动，以及治疗阴虚证为主要作用的一类食物，又称养阴类食物或滋阴类食物。适用于补阴滋润、强壮身体。主要品种有：黄精、银耳、百合、枸杞子、松子、向日葵子、乌骨鸡、鸡蛋、鸭肉、猪肉、牛奶、鲍鱼、鳗鱼、牡蛎、竹蛏、淡菜、江珧柱、哈士蟆油、黑芝麻、燕窝等。

（二）温里类食物

温里类食物指以温暖脏腑、祛散里寒、增强机体抗寒能力以及治疗里寒症候为主要作用的一类食物。适用于寒性体质，治疗寒邪内侵、阳气被困或脏腑阳气虚弱、阴寒内盛的里寒症候。主要品种有：辣椒、鲢鱼、草鱼、肉桂、干姜、花椒、茴香、红糖等。

（三）理气类食物

理气类食物是指以疏通气机、解郁降气、调整脏腑功能以及治疗气滞、气逆证为主要作用的食物。适用于调理气机，治疗气滞和气逆证。主要品种有：薤白、大头菜、橘皮、荞麦、刀豆、豌豆、玫瑰花、茉莉花、白梅花等。

（四）理血类食物

理血类食物是指以调理人体之血为主要作用的一类食物。根据止血和活血的功效，可分为止血类食物和活血类食物。

1. 止血类食物

止血类食物指以防止或制止体内外出血，使血行于脉，以及治疗出血证为主要作用的一类食物。具有止血凉血、收敛止血、化瘀止血、温精止血的作用。主要品种有：藕、空心菜、马兰、茄子、黑木耳、猪肠、槐花等。

2. 活血类食物

活血类食物指以通畅血脉、促进血行、调整脏腑功能以及治疗瘀血证为主要作用的一类食物，又称活血祛瘀类食物。主要品种有：油菜、慈姑、桃仁、螃蟹、醋、红花等。

（五）消食类食物

消食类食物是指以增强脾胃运化功能，促进食物消化吸收以及治疗饮食积滞证为主要作用的一类食物。适用于脾胃虚弱体质和饮食积滞症候。主要品种有：萝卜、山楂、鸡内金、猪脾、麦芽、锅巴等。

（六）祛湿类食物

祛湿类食物是指以调节体内水液代谢，促进水湿排出以及治疗水湿证为主要作用的一类食物。根据其作用又可分为利水渗湿类食物、芳香化湿类食物和祛风湿类食物。

1. 利水渗湿类食物

利水渗湿类食物指以通调水道、渗泄水湿、调节体内水液代谢以及治疗水湿证为主要作用的一类食物。主要品种有茯苓、荠菜、黄花菜、南苜蓿、莴苣、冬瓜、鲤鱼、鲫鱼、黑鱼、赤豆、薏仁等。

2. 芳香化湿类食物

芳香化湿类食物指气味芳香，能化湿运脾、增强脾胃运化湿浊的能力，是治疗湿浊中阻证为主要作用的一类食物。主要品种有砂仁、白豆蔻、草果等。

3. 祛风湿类食物

祛风湿类食物指以祛除风湿、解除肢体疼痛以及治疗风湿痹证为主要作用的一类食物。主要品种有五加皮酒、鹿蹄肉等。

（七）清热类食物

清热类食物是指以清泄里热、解除热毒、凉血泄热、调整热性体质以及治疗里热症为主要作用的一类食物。具有清热、泻火、解毒、凉血等作用。主要品种有：水芹、椿芽、白菜、莼菜、苋菜、马齿苋、蒲公英、茭白、苦瓜、黄瓜、西瓜、香蕉、甘蔗、橄榄、蚌肉、粟米、绿豆、豆腐、金银花、茶叶等。

（八）化痰止渴平喘类食物

化痰止渴平喘类食物根据其化痰或止咳平喘的作用不同，可分为化痰类和止渴平喘类食物，化痰类食物多数能用于止渴平喘类，止渴平喘类食物又多数兼有化痰作用。

1. 化痰类食物

化痰类食物指以祛除痰浊、消除痰涎、纠正痰浊体质以及治疗痰浊证为主要作用的一类食物。主要品种有：桔梗、龙须菜、紫菜、海带、海蜇头、荸荠、芋头、笋、丝瓜、芥菜、梨、冬瓜子等。

2. 止渴平喘类食物

止渴平喘类食物指以调整肺的呼吸的功能，减轻或消除咳嗽和喘息为主要作用的一类食物。主要品种有甜杏仁、银杏、枇杷、罗汉果、柿饼、猪肺等。

（九）解表类食物

解表类食物是指以发散宣透、疏解表邪、能调畅营卫运行以及治疗表证为主要作用的一类食物，多具辛味。根据其辛温和辛凉的不同，可分为辛温解表类食物和辛凉解表类食物。

1. 辛温解表类食物

辛温解表类食物指具有发散风寒作用的一类食物。主要品种有紫苏叶、芫荽、生姜、葱白、白芷等。

2. 辛凉解表类食物

辛凉解表类食物指具有发散风寒作用的一类食物。主要品种有桑叶、菊花、薄荷、淡豆豉等。

（十）收涩类食物

收涩类食物是指以收敛固涩，增强脏腑固摄能力以及治疗体虚滑脱证为主要作用的一类食物，又称固涩类食物。大多酸涩，具有敛汗、止泻、固精、止血、止嗽等作用。主要品种有山茱萸、莲子、芡实、酸石榴、乌梅、鸡肠等。

（十一）其他类食物

其他类食物包括驱虫类、安神类、平肝息风类食物。

1. 驱虫类食物

驱虫类食物是指以驱除或杀死肠道寄生虫、防治肠道寄生虫病为主要作用的一类食物。主要品种有：槟榔、南瓜子、榧子等。

2. 安神类食物

安神类食物是指以安定神志、镇静心神、补脑益智或治疗心神失养证为主要作用的一类食物。主要品种有：酸枣仁、小麦等。

3. 平肝息风类食物

平肝息风类食物是指以平息肝风、潜阳镇静、治疗肝阳上亢或肝风内动证为主要作用的一类食物。主要品种有：旱芹、地龙等。

任务2　食疗保健膳食原料的选用

◎ 任务驱动

1. 了解和掌握食疗保健膳食对食物原料的选用原则。
2. 了解和掌握食疗保健原料的选用。

◎ 知识链接

一、食疗保健膳食对食物原料的选用原则

药膳具有保健养生、治病防病等多方面的作用，在应用时应遵循一定的原则。药物是祛病救疾的，见效快，重在治病；药膳多用以养身防病，见效慢，重在养与防。药膳在保健、养生、康复中有很重要的地位，但药膳不能代替药物疗法，各有所长，各有不足，应视具体人与病情而选定合适之法，不可滥用。

（一）因证用膳

中医讲辨证施治，药膳的应用也应在辨证的基础上选料配伍，如血虚的病人多选用补血的食物如大枣、花生；阴虚的病人多使用枸杞子、百合、麦冬等。只有因证用料，才能发挥药膳的保健作用。

（二）因时而异

中医认为，人与日月相应，人的脏腑气血的运行，和自然界的气候变化密切相关。“用寒远寒，用热远热”，意思是说在采用性质寒凉的药物时，应避开寒冷的冬天，而采用性质温热的药物时，应避开炎热的夏天。这一观点同样适用于药膳。

（三）因人用膳

人的体质年龄不同，用药膳时也应有所差异，小儿体质娇嫩，选择原料不宜大寒大热；老人多肝肾不足，用药不宜温燥；孕妇恐动胎气，不宜用活血滑利之品。这都是在药膳中应注意的。

（四）因地而异

不同的地区，气候条件、生活习惯有一定差异，人体生理活动和病理变化也有不同，有的地处潮湿，饮食多温燥辛辣；有的地处寒冷，饮食多热而滋腻；而南方的广东饮食则多清凉甘淡，在应用药膳选料时也是同样的道理。

二、食疗保健原料的选用

在一般情况下，厨师烹调技术的高低，直接影响食疗保健品的质量。但是原料的品质却是决定食疗保健品质量的前提。食疗保健原料的品质好，再加上高手精细的烹调制作，就能烹制出好的产品。相反，如果原料的品质差，即使厨师技术再高，食疗保健的效果也是无法保证的。因此，食疗保健原料的选用工作是十分重要的。也只有这样，才能正确地选择和合理地使用各种食疗保健原料。

（一）食物的产地

我国疆域辽阔、物产丰富。但由于各地区自然环境的不同，形成各不相同的特点，原料的品质也有所差异。因为食物的分布和生长离不开一定的自然条件，由于各地生态环境不同，南北、东西的差别很大，各种食物的生产，无论是品种上，还是在质量和产量上都形成了各自的地域性。这种地域性对食物的质量和性能产生了很大的影响。如常用的百合，在我国的东部和西部均出产，甘肃的兰州，江西的万载，江苏的南京、宜兴等都是百合的重要产地。但兰州产的百合闻名全国，它洁白如玉，香绵醇甜，嚼之无渣，在历史上曾作为贡品，在南北朝时期已广泛食用。宋代大诗人陆游写诗赞美百合花：“方兰移取遍中林，余地何妨种玉簪，更乞两丛香百合，老翁七十尚童心。”又如小麦，《调疾饮食辩》中载：“北方麦性平，南方者稍热，此地气使然，凡物皆同，匪独一麦也”，更指出了导致食物产生性能差异原因是地气使然。这种天然的、地域性比较强的食物在食品材料学上称为土特产，而中药学上则称为“道地药材”或正品。传统的养生和食疗都十分讲究“地道”两字，这也是食疗保健的一个特点。一般来说，按天然分布生长的食物质量高、效果好。在我国至今有许多著名的土特产品或地道产品。如河南的怀庆山药、广东的陈皮、云南的茯苓（云苓）、甘肃的枸杞子、河北的鸭梨、湖南的枇杷等。

但是，随着社会的发展，仅依靠土特产品或地道药材已很难满足人们的需要。实际上，人们早已开始对多种食物进行异地引种和动物驯养，攻克了许多影响食物性能的难题，许多品种已引种成功。随着新产品和新品种食物质量和性能的不断提高，人们对土特产品和道地药材的需要已经不是那么急迫。

（二）食物的采集

每种食物都有各自的物性，尤其是食疗保健原料。我们平时所使用的食疗保健原料中大部分都来源于粮食类、蔬菜类、果品类等。各种植物在其生长发育的各个时期，其根、茎、花、叶、实各个部分由于其组成成分和含量各有不同，因而在不同的时间或季节进行采集，食物的性能和风味也有较大的差异。如菊花，它不仅有独特的观赏价值，同时，还是人们常用的食疗保健原料，据《本草拾遗》记载："白菊味苦，染鬓发令黑，益颜色，好颜色不老。"《菊圃记》说："菊花在药品为良药，为蔬菜是佳蔬。"同时，菊花在生长的各个时期它的用途各不同。一般是"三月采苗，六月采菊叶，九月采菊花，十二月采菊根茎，阴干为末，每日服一钱匕（约 2 克），百日身轻润泽，一年白发变黑。"所以食物在收割或采集时，应在有效成分含量最多的时候进行，同时兼顾到食物本身的风味质量。我国人民在长期的医疗保健实践中，对食物的适时采集积累了丰富的经验，总结出了一些谚语："春采茵陈夏采蒿，秋天上山挖桔梗，及时采收质量高"等。

各种食物都有一定的采集时间与季节性。通常可根据食物的部位不同归纳以下几个方面。

1. 果实和种子类食物的采集

除青皮、乌梅等少数有特殊用途的食物要在果实未成熟时采收外，通常都要果实和种子成熟时采收。其中，容易变质的浆果，如枸杞子，可在将熟时于清晨或傍晚采收。而种子类食物则须在完全成熟后方可采收。

2. 根和根茎类食物的采集

古时以农历二月、八月为佳，认为"春初津润始萌，未充枝叶，势力淳浓"，此时采集的食物不仅质量好，产量也高。

3. 叶类食物的采集

通常在花蕾将开或盛开的时候。此时正值植物生长旺盛时期，性味完壮，药力雄厚，最适合采集。此外，也有些食物则需在嫩芽或未完全成熟时采收，如枸杞头、菊花脑等。

4. 花类食物的采集

一般在花正开的时候，过迟则香味走失，并易致花瓣脱落和变色，影响产品的质量，如菊花等。也有些花类食物要求在含苞欲放时采摘花蕾，如黄花菜即是由含苞未放的萱草花蕾干制而成。

全株选用时，大多在植株充分生长或开花的时候采集，从根上割去地上部分，如荆芥、紫苏等。此外，有的须选用嫩苗的，如茵陈之类，则更要适时采收，否则过时即废，故有“三月茵陈四月蒿，五月六月当柴烧”之说。

任务 3　食疗保健膳食原料的加工

◎ 任务驱动

1. 了解和掌握食疗保健膳食原料加工的作用。
2. 了解和掌握食疗保健膳食原料加工的方法。

◎ 知识链接

一、食疗保健膳食原料加工的作用

食疗保健膳食原料的加工，在制品烹制加工过程中有十分重要的作用，主要有以下几个方面。

1. 改变原料的质地，使原料变生为熟

根据中国人的饮食习惯，喜欢熟食，这样有利于脾胃的消化吸收，提高了食物的利用率，缩短了食物的消化吸收过程。比如，有的人喜欢吃生鸡蛋，这种习惯影响人体对营养成分的吸收和利用。鸡蛋中的蛋白质分子结构较大，人体不易消化，通过加热以后，蛋白质的分子链发生断裂，结构变小，人体就容易消化和吸收。

2. 灭菌消毒，降低或消除某些食物的毒性或副作用，保证人体食用的安全

南方人常食用的木薯或杏仁里含有一种毒素叫氰氢酸，这种物质对人体的视觉影响较大，但它遇热极易挥发，所以木薯不能生食。

3. 改变食物的性能，使之适应养生或食疗的需要

如生姜有非常重要的作用，首先是重要的调味品，其次姜对人体也有很多治疗作用：暖胃、驱寒、解毒等。但生姜经过煨制以后，其发汗之力减弱，温暖脾胃之力增强，以适应脾

胃虚寒的需要。

4. 提高食物的效用

有的原料通过加工处理，它的效用可以达到更好的效果，如茯苓粉经乳制后可增强其滋补的作用。

5. 增进食物的色、香、味、形，促进食欲，便于食用

许多原料在处理前颜色不鲜艳，如绿色蔬菜类原料，尤其是叶菜，通过加热初步处理后，颜色鲜嫩碧绿，诱人食欲。

二、食疗保健膳食原料加工的方法

食疗保健膳食原料的加工是在应用前或制成各种食物以前必要的加工过程，包括对原料进行一切修制整理和部分的特殊处理。经过历代的逐渐发展和补充，其方法很多，大体分五类。

（一）修制

1. 纯净处理

一般采用挑、拣、簸、筛、刮、刷等方法，去掉灰屑、杂质及非药用部分，使药物清洁纯净。如拣去合欢花中的枝叶；刷去石苇叶背面的毛等。

2. 粉碎处理

这是采用捣、碾、捶等方法使其粉碎。

3. 切制处理

这是采用切、铡的方法，使其成为一定的规格，使其有效成分易于析出。

（二）水制

1. 润

润是根据药材质地的软硬、加工时的气温等条件，使用清水或其他液体辅料，使其软化便于切片。

2. 漂

漂是将药物置于宽水或长流水中浸泡一段时间，并反复换水，以去掉腥味、盐分或毒性。

3. 淋

淋是将不宜浸泡的药材，用少量清水浇洒喷淋，使其软化。

4. 水飞

水飞是利用药物的沉降性质，将药物放水中研磨以取其极细粉末的方法。常用于矿物类和贝甲类药物的制粉。

（三）火制

1. 炒

炒可分为炒黄、炒焦、炒炭等程度不同的清炒法。炒时还可以加以辅料共同炒制。

2. 炙

炙是用液体辅料拌炒药物，使辅料渗入药物组织内部，以改变药性，增强疗效或减少副作用。如蜜刨黄芪、甘草可增强补中益气的作用；酒制川芎可增强活血功效。

3. 煅

煅是将药物用猛火直接或间接煅烧，使质地松脆，易于粉碎，充分发挥疗效。如紫石英、海蛤壳等直接用火煅制。

（四）水火共制

1. 煮

煮是用清水或液体辅料与药物共同加热的方法。如用醋煮芫花可以减低毒性，酒煮黄芩可以增强清肺热的功效。

2. 蒸

蒸是利用水蒸气或隔水加热药物的方法。如酒蒸大黄可缓泄。

3. 淬

淬是将药物煅烧后，迅速投入冷水或液体辅料中，使其酥脆的方法。淬后的药物不仅易于粉碎，其辅料被吸收后可以发挥预期的疗效。如醋淬鳖甲等。

4. 潦

潦是将药物快速放入沸水中短暂潦过，立即捞出的方法。常用于种子类的药物和肉质多浆药物的干燥处理。如杏仁、桃仁、马齿苋、天门冬等，以便于干燥存储。

（五）其他方法

常用的有发芽、发酵、制霜的一些炮制方法。

■ 思考题

1. 什么是食物的性能？主要包括哪些内容？
2. 按照食物的功能分类，可分为哪些食物？
3. 食疗保健膳食中原料的加工原则是什么？
4. 食疗保健膳食中原料的加工方法有哪些？

模块 2

食疗保健膳食制作

◎ 模块导读

食疗保健的膳食制作是在传统中医理论的指导下，与中国传统的烹饪技艺相结合，利用相应的中式烹调技法，发挥食物的性能，达到有病治病、无病防病的目的。学习和掌握食疗保健的膳食制作技术，要了解各种食物的性能，掌握一定的烹饪技艺，了解和掌握不同状况下的各种饮食原则、饮食禁忌以及食疗保健膳食原料的合理搭配，运用合理的烹饪技术手段，才能真正达到食疗保健的目的。

◎ 模块目标

1. 了解和掌握不同人群的膳食制作。
2. 了解和掌握不同季节的膳食制作。
3. 了解和掌握各种不同类型的膳食制作。

项目一　不同人群的食疗保健膳食原则及制作

学习目标

1. 了解和掌握不同人群的饮食原则。
2. 掌握不同人群食疗保健膳食的制作要求和方法。
3. 通过具体实例来掌握食疗保健膳食的制作。

健康和长寿历来是人类普遍的愿望。讲究营养合理、饮食科学、卫生是人们维持生存、增强体质、预防疾病、保持精力充沛、提高劳动效率和延缓机体衰老的重要因素。

在自然界，任何一种食物都不可能含有人体所需的全部营养物质，只有由多种食物合理相互搭配构成的膳食，营养素种类才能齐全，数量才能充足，且比例适宜。针对各年龄段人群、不同性别人群、特殊人体及不同职业的人群进行合理配餐，有利于营养素的吸收和利用，是科学饮食的原则。人体对食物营养素的需求与膳食供给之间建立的良好平衡关系，这种膳食称营养平衡膳食。如果膳食中营养素之间的比例失调，不适应人体生理需要，就会对人体健康造成不良影响，甚至导致某些营养性疾病或慢性疾病。因此，努力使膳食结构合理、科学，达到营养平衡，对预防“营养性疾病”“文明病”及强身保健、延年益寿具有重大意义。

我国古代关于饮食对人体健康的关系有许多论述。早在《黄帝内经》中就提出了“五谷为养，五果为助，五畜为益，五菜为充”的饮食结构。以后的各代医学家名人在食医、食疗、医食同源等方面，又编写和总结了许多论著及饮食原则。

人的生命依赖于饮食的滋养，饮食能维护人体健康以及保证生长发育和从事劳动的需要。每天摄入的食物应该含有人体所需要的各种营养素，这些是组织细胞生长发育和修复的材料，是提供人体所需能量的主要来源。食物中不应该含有害于人体的物质；摄入的食物还应该易于消化，并能促进食欲等。只有满足了合理的营养要求以后，才能维持人体的健康。

在人体所需的各种营养素之中，保证足够的蛋白质摄入最为重要。由于年龄的不同，性别的不同，职业的不同及特殊情况，饮食要求、原则也有所不同。一般每人每天每千克体重应摄入1克为宜，小儿可多些，老人可少些。

科学膳食制度的原则如下。

（1）用餐者在吃饭前不发生强烈的饥饿感而在用餐时又有正常的食欲。

（2）要把一天的食物恰当地分配到全天各餐中去，而且比例要适当，间隔要合理。

（3）能满足各年龄段人群生理和活动的正常需要。

（4）膳食中营养素搭配科学合理，得以充分吸收、利用。

科学膳食的目的是保证食物最大限度地利用，以达到广大用膳者营养的合理化、食品的多样化，所以必须通过合理地计划调配膳食来实现合理营养的要求。膳食计划调配方法即编制食谱。食谱是将一日各餐的主副食品名称、数量、烹调方法等列成表格，从中可以反映出膳食质量的好坏，也可体现出食物配制是否合乎多样化和感官的要求等，一日各餐的食谱称为“一日食谱”，一连7天的食谱称为“一周食谱”。

编制食谱首先根据食用者不同情况，确定每日热量及各类营养素的供给标准，而后根据主副食品的供应情况及营养素含量，结合食用者的饮食习惯，将主副食品合理地分配到一日各餐中去。主食作为热能的主要来源；副食作为维生素、无机盐的主要来源。其中1/3的蛋白质来自动物性食品和豆类及制品；植物油应占脂肪日供应量的1/2。尽量选择含维生素C、胡萝卜素和钙、铁较丰富的蔬菜。在有鲜豆的季节，可多采用鲜豆类，能供给维生素和优质蛋白质。在缺乏新鲜蔬菜的季节，可多采用豆芽菜，以补充部分维生素C。另外通过烹调方法的多样和品种的调配，使一日或一周食谱达到色、香、味、质、养俱佳和多样化的目的。

任务1 婴幼儿及儿童人群的食疗保健膳食原则及制作

◎ 任务驱动

了解和掌握婴幼儿及儿童的饮食原则及典型膳食制作。

◎ 知识链接

一、婴幼儿及儿童的饮食原则

婴幼儿调护和喂养，乳母的选择，古代就很重视，如《备急千金要方》中有“凡乳母者，其血气为乳汁也。……夫乳母形色所宜，其候甚多，不可求备。但取不胡臭、瘿瘘、气嗽……癫痫，无此等疾者，便可饮儿也。”对乳母的饮食调养方面也有很多的要求。如朱震亨曰：“乳子之母，尤宜谨节。饮食下咽，乳汁便通；情欲动中，乳脉便应；病气到乳，汁必凝滞。”古人云：“乳子之母当节饮食，慎七情，调六气，养太和。盖母强则子强，母病则子病，故保婴者，必先保身，一切酒、面、肥甘、热物、瓜果、生冷、寒物皆当禁之。”

总之，婴儿哺乳，乳汁宜慎重选择，时间宜妥为规定，哺法宜精密可靠，则婴儿健康茁长，疾病常无则以生。对婴儿的喂养，母乳是最好的养料，所以人乳喂养最为适宜。

婴幼儿2岁以上，每餐毕后，可略进水果，以苹果、橘子、鸭梨等为宜。学龄儿童由于活动量增加，食物宜相应地在量和质方面都要增加和保证其充分的营养需要。尤其早晨应给以充足而丰富营养的饮食物，下午也可适当地增添一些点心。至青春发育前期可以多增加些补肾益髓的血肉有益食品，以助其生长发育，稍增其辅食中的兽、禽、蛋、鱼荤类食物，多食些新鲜青菜、豆芽、笋等蔬菜，根据体质的适宜情况，适当食用些新鲜水果。

儿童是身体生长发育的重要时期，这一时期，儿童身高、体重增长迅速，器官生长发育趋于完善，为了保证儿童的健康成长，要注意以下几个原则。

1. 婴幼儿膳食应以糖类含量高的谷类食物为主，辅以高蛋白食物

婴幼儿要多食用谷类食物，保证糖类、维生素、矿物质等的需要，同时还要辅以肉、蛋、奶高蛋白食物，以保证身体生长发育所需要的各种氨基酸。

2. 食物应以单纯向混合过渡

婴幼儿随着年龄的增长，生理功能从不完善向逐步完善过程发展，营养素需要也日趋完善，因此，婴幼儿的饮食从单纯的牛奶、米稀、鸡蛋等食物，向多种食物混合发展，以保证营养素的全面需要。

3. 食物应以先液体后固体

由于婴幼儿的咀嚼能力及消化吸收功能较差，因此，食物要以液体为主，便于营养物质的吸收，随着年龄的增长，咀嚼能力及消化吸收功能的加强，逐步向稠状食物、固体食物过渡，以保证生理机能的健康发展。

4. 食物应以清淡为主

由于婴幼儿的生理器官还处于不成熟状态，外界食物的刺激会对生理器官产生不良反应，食物应以清淡为主，不宜刺激味浓的食物，不宜太咸、太辣、太苦、太酸等，以免刺激婴幼儿的感觉器官，影响其正常的生长发育。

5. 食物加工应以易于消化为主

由于婴幼儿的消化功能还不完全，因此食物进行合理加工和烹调便于消化吸收，如加工成末状、粉状、粥状、糊状等，不宜大块、整只等，如蒸蛋乳、米粥等，食物尽可能烹制鲜嫩，有利于婴幼儿对食物的咀嚼和吸收。

6. 少食多餐，及时补充各种营养素

由于婴幼儿肠胃小，一次不宜喂食过多，应采取少食多餐的办法，也不可暴食，要小食

量喂养，以保证婴幼儿营养的需要。

7. 要注意饮食卫生，防止病从口入

由于儿童抵抗疾病的体质较弱，因此，在饮食上要注意饮食卫生，食物要干净新鲜。

二、儿童膳食配餐注意事项

处于生长发育阶段的儿童，对于各种营养元素的需求十分旺盛，所以在饮食安排上，食物花色品种的多样化，粗细粮的变化，荤素菜的搭配，色、香、味、形的讲究，都会影响孩子对食物的兴趣。烹调时还要讲究方法，尽可能保存食物的营养成分。儿童饮食应该以清淡口味为主，避免过分油腻，因为油炸食物不易消化，不适合过多食用，同时还应尽可能少食用刺激性的食物。对于不好好吃饭的孩子，家长可以尝试着采取让他们参与食物的挑选和制作，这样不但可以使孩子产生对食物的兴趣，还能使孩子了解烹调方面的知识，掌握力所能及的持家本领。

一般说来，4~5岁的儿童已经能够和成人食用相同的食物，但还是容易出现各种营养紊乱的现象，因为他们的消化功能还没完全成熟，所以在对儿童饮食方面家长要注意以下几个原则。

1. 粗细搭配，有益健康

主食中大米、面粉及副食的牛奶、鸡蛋等精细食物要与玉米、大豆、蔬菜等粗细搭配，在儿童的日常生活饮食中，要适量搭配一定的粗粮，以便摄取更全面的营养成分，有助于儿童全面的健康成长，增强体质，抵御疾病的侵袭。

2. 干稀搭配，避免刺激性食物

干稀搭配、软硬适中，有利于儿童的消化吸收，由于儿童的消化吸收功能不成熟，油炸食物、刺激性食物等不易消化的或对肠胃有伤害的食物尽可能少食用。

孩子多吃饭几乎是所有父母希望的事，认为这样会对生长发育起到促进作用。其实吃得多与长得多并不是等同的概念，在饮食上毫无节制、无规律地对孩子放任，只会使孩子食欲亢进，高糖、高脂肪的食物摄入过多，会引起肥胖，影响智力发育，促使记忆力下降。

3. 平衡膳食，有利于生长发育

儿童处于生长发育最关键的阶段，各方面器官生长发育不健全，蛋白质及热能需要量大，钙、磷、铁等矿物质及各种维生素不可缺乏，因此，要荤素搭配、平衡膳食。

一般小孩子都喜欢吃甜食，偶尔吃一些是没有问题的，但千万不要养成将甜食当主食的不良习惯。经常吃糕点、糖果等甜食，孩子体内摄入大量的糖分，会使食欲受到抑制，而且对其他营养元素的吸收也有影响，导致营养结构的不平衡。另外，甜食也是引起龋齿的元凶。

4. 花样品种丰富，不可挑食或偏食

日常生活中，尽可能把食物做得品种齐全、花样繁多，以便引起儿童的食欲，不能让儿童养成挑食或偏食的习惯，否则容易引起部分营养过剩，部分营养摄取不足，从而影响身体的正常生长发育。

为防止儿童挑食或偏食，首先父母要以身作则，做到自己不挑食，同时要善于引导，经常对食物的花样和口味进行变换。

5. 适当增加膳食次数，避免暴饮暴食

由于儿童食物摄取量不大，随着活动量的增加，容易产生饥饿感，容易造成消化吸收功能紊乱，因此要适当增加膳食次数，但不要暴饮暴食，否则容易引起肠胃等消化吸收器官的疾病。

6. 不宜盲目服用保健品，要注意饮食卫生，防止病从口入

如今，各种保健品的宣传，使得大部分家长听信了经销者夸大的说辞，给孩子盲目进补，这是十分不明智的做法。市场上大多数保健品都在一定程度上含有激素成分，导致孩子出现性早熟、情绪亢奋、骨骼发育异常等情况。

即使身体虚弱，也不要过分进补，更不要随便给孩子进食人参、蜂王浆、燕窝、花粉、冬虫夏草、阿胶、鹿茸等补益之品。因为5岁以内的宝宝，处于发育关键期，补品中往往含有激素，可导致孩子个子矮小，长不高，还会引起性早熟、牙龈出血、口渴、便秘、血压升高、腹胀等病症。

儿童饮食贵在营养均衡，巧在协调搭配，蛋白质、脂肪、碳水化合物、维生素、矿物质及微量元素，各有各的作用，缺一不可。目前为止还没有任何一种食物可以为人类提供全面的营养，因此，保证儿童健康成长的方法，只能是不挑食、不贪食，各种食物都吃。由于儿童抵抗疾病的体质较弱，因此，在饮食上要注意饮食卫生，食物要干净新鲜。

三、婴幼儿及儿童膳食配餐食谱实例

金针菇烩鸡丝

主　料：鸡脯肉150克。

配　料：鲜金针菇150克。

调辅料：精盐5克，味精2克，白胡椒粉3克，黄酒10克，香油10克，高汤400克，鸡蛋清1个，色拉油400克（实耗50克），湿淀粉25克。

烹调方法：烩。

制作过程

❶ 加工：将鸡脯肉洗净，顺丝切成细丝，然后用蛋清、湿淀粉上浆，金针菇洗净，截成两段。

❷ 烹调：锅置火上，倒入色拉油，待油温60℃左右，将鸡肉丝倒入锅中滑油，成熟后捞出。锅洗净复上火，倒入高汤，放入鸡丝、金针菇烧沸，撇去浮沫，加入精盐、黄酒、味精、白胡椒粉，用湿淀粉勾芡，淋入香油，即可出锅。

特点

鸡丝软滑鲜嫩，金针菇爽滑脆生，汤汁咸鲜醇厚。

保健作用

本菜品具有补中益气的功效，适宜于学龄儿童。

炒鲜奶

主　　料：鲜牛奶250克，鸡蛋清4个。

调 辅 料：精盐4克，味精2克，香油5克，高汤100克，湿淀粉20克，色拉油100克。

烹调方法：软炒。

制作过程

❶ 加工：将鸡蛋清放入盆中，打散，加入鲜牛奶、高汤、精盐、味精、湿淀粉搅匀备用。

❷ 烹调：锅置火上，用油滑锅后倒入色拉油，待油温达100℃左右时，倒入上述原料，不断搅拌至熟即可，淋入香油出锅装盘。

特点

成品清香软糯，口味咸鲜，奶香味浓。

保健作用

《日华本草》说："牛奶，养心肺，解热毒，润皮肤"。现代医学认为牛奶中含有多种营养物质和生物活性物质，其中包括多种乳酸，25种无机盐和微量元素，以及数十种酶、数种乳汤等。牛奶中的蛋白质为完全蛋白质，含有8种人体必需的氨基酸和多种维生素，还含有肉类食品中所缺少的磷脂，牛奶中的磷脂和脂肪酸有助于青少年脑髓的发育。该菜营养丰富，具有补虚、养心肺、补益劳损、健身益智之功效。

桃仁鱼丁

主　　料：净鳜鱼肉200克。

配　　料：核桃仁50克。

调 辅 料：精盐3克，味精2克，黄酒10克，葱、姜各5克，鸡蛋清1个，色拉油400克，湿淀粉10克，高汤25克。

烹调方法：滑炒。

制作过程

❶ 加工：鳜鱼肉洗净，片成1厘米厚片，先在鱼肉两面用刀略排，再改刀成0.8厘米见方丁；取碗一只，放入蛋清打散，放入鱼丁、

湿淀粉5克、精盐1克上浆；葱、姜分别洗净，切末待用；另取碗一只，放入高汤、精盐、味精、黄酒、湿淀粉成兑汁芡。

❷ 烹调：锅置火上，倒入色拉油150克，随即倒入核桃仁，小火加热至油温120℃左右时，将核桃仁倒出沥油；油锅复上火，注入色拉油250克，待油温100℃左右时，倒入鱼丁滑油至断生捞出，锅内留少许油，放入葱姜末略煸出香味，倒入鱼丁、核桃仁、兑汁芡，颠翻均匀，即可出锅装盘。

特点

鱼肉鲜嫩，桃仁香脆，色泽洁白，口味鲜香。

保健作用

养身安神，健脑益智。

菠菜泥蒸蛋乳

主　　料：菠菜100克，鸡蛋3个。

调 辅 料：精盐3克，味精2克，香油5克，蒜苗5克，高汤200克。

烹调方法：蒸。

制作过程

❶ 加工：将菠菜洗净，用沸水焯水后，过凉，然后剁成泥；蒜苗洗净切"蒜苗花"。将鸡蛋打入碗中打散，加高汤、精盐、味精、菠菜泥搅拌均匀。

❷ 烹调：将鸡蛋汤液上蒸笼用小火蒸10分钟拿出，淋上香油、撒上蒜苗花即可。

特点

蛋乳软嫩，咸鲜适口，营养丰富。

保健作用

促进生长发育，健脑益智。

银芽肉丝

主　　料：猪瘦肉250克。

配　　料：绿豆芽200克。

调 辅 料：精盐4克，味精2克，色拉油40克，葱花2克，花椒面3克。

烹调方法：炒。

制作过程

❶ 加工：将绿豆芽掐去两头淘洗干净；将猪肉洗净，按肉的纤维切成细丝待用。

❷ 烹调：将炒锅烧热，放入色拉油，当油烧热到160℃左右时，将葱花、花椒面下锅，随即下肉丝，待肉丝炒至八成熟时，再下入绿豆芽、精盐、味精，炒熟后，拌匀即可出锅。

特点

口感爽脆，咸鲜适口。

保健作用

具有补脑、健身安神的作用。

香菇豆腐羹

主　　料：嫩豆腐1盒（约400克），水发香菇75克。

配　　料：熟火腿30克，冬笋30克。

调 辅 料：精盐5克，味精2克，白胡椒粉3克，香油5克，黄酒10克，高汤500克，湿淀粉20克，熟猪油20克。

烹调方法：烩。

制作过程

1. 加工：将香菇去蒂洗净切丁，将豆腐倒出切成丁，同时将熟火腿、笋也切成同样大小的丁。
2. 烹调：锅置火上，加入熟猪油，下香菇丁、火腿丁、笋丁煸炒几下，加入高汤，依次加入精盐、黄酒、白胡椒粉、豆腐烧开，用湿淀粉勾芡，放入味精，淋上香油，盛入碗中。

特点

鲜香味美，豆腐滑嫩。

保健作用

对脑和神经细胞的构成和发育有重要作用，能维持人体大脑、神经的正常发育。

龙眼纸包鸡

主　　料：鸡脯肉200克。

配　　料：龙眼肉80克，花生仁50克，熟火腿80克。

调 辅 料：黄酒5克，精盐3克，葱、姜各5克，干淀粉30克，鸡蛋1个，糯米纸12张，色拉油400克（实耗80克）。

烹调方法：包炸。

制作过程

1. 加工：鸡脯肉洗净，切成4厘米长，2厘米宽的长方片共12片，放入碗内，加入黄酒、精盐、葱、姜（洗净拍松）腌渍；龙眼肉切米粒状；花生仁炒熟碾成米粒状；取碗一只，熟火腿切末，放入鸡蛋，淀粉调成全蛋糊备用，取糯米纸平铺案板上，每纸张中间放鸡脯肉一片，上面放龙眼肉、花生仁、火腿末，包成长方形包共12包。
2. 烹调：锅置火上，倒入色拉油烧至160℃时，将纸包拖蛋糊下锅中炸熟定型，捞出沥油，装盘即成。

特点

鸡肉鲜嫩，鲜香可口。

保健作用

补心肝、益精、聪神志、健脑生血。

香脆平菇

主　　料：鲜平菇500克。

配　　料：芝麻100克。

调 辅 料：黄酒5克，姜、葱各5克，精盐4克，味精2克，花椒盐2克，色拉油500克（耗100克），鸡蛋2个，干淀粉50克，芝麻适量。

烹调方法：香炸。

制作过程

❶ 加工：将鲜平菇洗净，用手撕成块状放入沸水焯水，过凉；将过凉后的平菇挤净水分，放入大碗中，加入盐、味精、黄酒、葱、姜（洗净拍松），腌渍15分钟；将鸡蛋打散，加入淀粉调成全蛋糊；将腌渍好的平菇，逐片挂上全蛋糊，然后沾芝麻。

❷ 烹调：锅置火上，倒入色拉油，待120℃左右时，将沾好芝麻的平菇放油锅中炸熟捞出，待油温至150℃左右时，复炸一次，待芝麻颜色变黄即可捞出沥油，然后配花椒盐蘸食。

特点

外酥香，里鲜嫩。

保健作用

益智安神健脑。

鲜奶炖鸡蛋

主　　料：鸡蛋1个。

配　　料：鲜奶1盒。

调 辅 料：白糖20克。

烹调方法：炖。

制作过程

❶ 加工：将鸡蛋、鲜奶、白糖都放入容器里搅匀。

❷ 烹调：将鸡蛋、鲜奶、白糖用小火炖10分钟后即成。

特点

色泽淡黄，鲜嫩滑爽。

保健作用

鲜奶和鸡蛋含有大量的磷脂和脂肪酸，有助于儿童脑髓的发育，此菜具有益智的作用。

龙眼熘鸡片

主　　料：鸡脯肉200克。

配　　料：净龙眼肉100克，小青菜4棵。

调 辅 料：精盐4克，味精2克，黄酒5克，葱、姜各5克，湿淀粉15克，鸡蛋清1个，色拉油400克，高汤75克。

烹调方法：熘。

制作过程

❶ 加工：将鸡脯肉片成柳叶片入碗中，用蛋清、淀粉、精盐上浆；青菜洗净；葱、姜切末；龙眼片成两瓣。

❷ 烹调：锅上火，烧热用油滑锅后，倒入色拉油，约120℃时放入鸡片滑油，断生捞出；锅放少许油，放葱、姜末稍煸，放入适量汤汁、黄酒、青菜、龙眼、精盐、味精待沸，用湿淀粉勾芡，倒入鸡片，颠翻均匀即可出锅装盘。

特点

鸡片洁白，滑嫩，口味咸鲜，色泽悦目。

保健作用

健脾、生血、益精气、聪神志。

任务 2　青少年人群的食疗保健膳食原则及制作

◎ 任务驱动

了解和掌握青少年的饮食原则及典型膳食制作。

◎ 知识链接

一、青少年人群的饮食原则

青少年期又称青春发育期，是由儿童发育到成年的过渡时期，体内发生了巨大的变化。机体细胞迅速增长，各个器官逐渐发育成熟，身高体重也不断增加。此时，营养对青少年来说，无论在形态机能方面，还是在智力发育方面，都起到永久性的影响。青少年饮食基本原则如下。

1. 多食富含热能的食物，以满足生理和一切活动的需要

青少年活泼好动，体力消耗大，因此，要提供足够的热能，来满足生理和一切活动的需要。

2. 多食富含优质蛋白的食物，以满足生长发育的需要

青少年摄入的蛋白质主要用于合成自身的蛋白质，满足自身生长发育的需要，而这部分机体对蛋白质的要求较高，主要是对蛋白质中的必需氨基酸含量和种类要求较高，必需氨基酸是合成人体蛋白质的主要成分，只有优质的蛋白质，其必需氨基酸的含量才比较丰富，属于完全蛋白质，因此提供优质蛋白质，才能满足机体的需要。

3. 多食富含矿物质、维生素的食物，以构成身体组织和调节生理功能

青少年正是长身体的时期，各种器官日趋成熟，因此，需要大量的矿物质、维生素，构成机体的各种组织，调节各种生理机能，保证正常的生理健康和生长发育，因此，饮食中要多食用各种新鲜蔬菜和水果、坚果等。

4. 膳食应多样化，色、香、味、形、质、营养俱全，以促进最佳食欲，营养素得以充分的吸收

青少年膳食要多样化，营养要均衡，三餐分配要合理，不偏食、不挑食，食物做得有滋有味，才能引起食欲，讲究饮食卫生，才能达到身体健康，发育良好，才能有一个饱满的精

神状态来学习和工作。

二、青少年膳食配餐注意事项

饮食方面，高蛋白质、高热量饮食是增重的重要途径，如重乳酪蛋糕、小西点、小蛋糕等。少量多餐、餐后适时补充帮助消化的木瓜酶或综合酶，以增加食物的消化吸收利用率。

1. 蛋白质的选择

选择优良的蛋白质来源，例如鸡蛋、牛奶、肉类、家禽类等，应占每日蛋白质总量的一半以上。植物性蛋白质选择分离萃取的黄豆蛋白粉末效果比较好，因为少了阻碍吸收的植物纤维。至于吃肉或喝牛奶哪一种方法较好，讲求效率的人，可以尝试喝高蛋白奶粉（例如三多奶蛋白），会比喝一般鲜奶、吃肉的蛋白质摄取量高，吸收利用率也比较好。

2. 糖类的选择

糖类的摄取也是重要的一环，选择淀粉质较高的食物，例如馒头、米饭、地瓜、芋头、南瓜等。烹调时可以选勾芡、羹汤、浓汤的形式，或在汤或果汁、牛奶中，加一些麦芽糊精（一般所谓的玉米水解淀粉，可直接加入食物中食用），增加热量的摄取。

3. 脂肪的选择

油脂部分，可适量使用吸收利用率较佳的中链脂肪酸（MCT），以增加浓缩热量的摄取。纯的中链脂肪酸（MCT）因不含“必须脂肪酸”，需搭配一般油脂使用。建议可选用已混合必需脂肪酸的中链脂肪酸产品，避免必须脂肪酸的缺乏。一般建议中链脂肪酸占总油脂使用量，以不超过60%为原则。

三、青少年膳食配餐食谱实例

泥鳅炖豆腐

主　　料：活泥鳅500克。

配　　料：豆腐300克。

调 辅 料：姜50克，葱30克，大料10克，黄酒10克，精盐5克，酱油10克，味精3克，色拉油500克（实耗100克）。

烹调方法：炖。

制作过程

❶ 加工：将泥鳅放入清水中活养一天，以去除泥鳅内脏中的杂物与土腥味。然后将其宰杀，剖腹去净内脏，用清水洗净；姜洗净拍松，葱切段，豆腐切成2厘米见方的块入冷水锅焯水捞出待用。

❷ 烹调：锅内加油烧热后放入泥鳅炸至泥鳅发硬时捞出；另起锅烧热放入少许色拉油后，依次放入大料、葱段、姜块炸香，然后放入泥鳅。加入黄酒、酱油、精盐调料后用大火烧开，撇去浮沫，转小火烧15分钟后，同时把豆腐放入锅里，继续用小火炖至泥鳅酥烂能脱骨时，加入味精调味即可装盘食用。

特点

泥鳅滑软、鲜嫩，咸鲜醇厚。

保健作用

用泥鳅配以豆腐炖食，不仅味美，而且滋补。豆腐含有丰富的植物蛋白质，而且容易消化，是补脾益胃、强壮身体的佳肴美味。所以，泥鳅炖豆腐具有益肾壮阳、强壮身体、调和脾胃等功效，且食之味道鲜美。

黄焖鸽块

主　　料：食用鸽子2只（净肉约450克）。

调 辅 料：精盐3克，味精2克，黄酒5克，甜面酱10克，葱段10克，香油5克，湿淀粉10克，色拉油500克（实耗50克）。

烹调方法：焖。

制作过程

❶ 加工：将鸽子洗净，剁成约3.5厘米见方的块。

❷ 烹调：将锅洗净烧干，倒入色拉油，旺火烧至160℃左右时，将鸽块放入炸片刻，用漏勺捞出；锅内留少许底油，投入葱段炸出香味，加入甜面酱炒散，然后加入少许清水，倒入鸽肉块，加精盐、味精，用旺火烧沸，改用小火焖制，待肉块焖烂，捞出放入盘内；锅内余汤调味，用湿淀粉勾芡，淋入香油，均匀地浇在盘内鸽块上即成。

特点

色泽淡黄，口味鲜香。

保健作用

鸽是医食兼用的良禽，有滋补、疗疾等多项功能。鸽肉是理想的食疗营养佳品之一，常食大益于人。

酱汁肘子

主　　料：猪肘子750克。

调 辅 料：精盐5克，味精3克，葱15克，姜30克，冰糖100克，黄酒10克，酱油40克，大料2克，丁香1克，桂皮1克，草果1克，甘草1克，花椒1克，色拉油1000克（实耗75克）。

烹调方法：扒。

制作过程

❶加工：将猪肘子用刮刀刮洗干净，用清水漂洗干净，放入开水锅焯水5分钟去血沫后，捞出出骨洗净。

❷烹调：将锅烧热倒入色拉油烧至180℃时放入肘子过油，待肘子皮炸至金黄色时捞出待用；将砂锅中倒入清水1000克，放入肘子，加入以上各种调料及香料，用大火烧开后转入小火煨透，取出装盘即可食用。

特点

肉质酥烂，口味浓郁。

保健作用

具有补肾、养血、滋阴、散寒的作用。

枸杞炖牛尾

主　　料：带皮牛尾1条（重约750克）。

配　　料：枸杞子50克。

调 辅 料：精盐5克，黄酒6克，味精4克，酱油10克，葱、姜各10克，高汤1000克。

烹调方法：炖。

制作过程

❶加工：将枸杞子洗净，平均分成两份，一份加水煮，提取枸杞子浓缩汁25毫升，另一份备用；将牛尾刮洗干净，剁成段，投入冷水锅内焯水，取出洗净。

❷烹调：将牛尾、枸杞子和适量姜片放在瓦罐内，加入高汤、黄酒、味精、酱油、葱、姜、精盐，先用大火煮沸，再加入枸杞子浓缩汁，改用文火炖煮，以牛尾酥烂为度，拣去葱姜即可食用。

特点

肉质酥烂，汤汁浓厚。

保健作用

此菜具有补肝益肾、强筋健骨，防止肾亏虚、腰膝酸痛等作用。

炒木樨肉

主　　料：鲜猪肉150克，鸡蛋3个。

配　　料：水发冬笋100克，水发木耳50克。

调 辅 料：精盐5克，味精2克，黄酒10克，色拉油60克，葱白25克。

烹调方法：炒（干炒）。

制作过程

❶加工：猪肉洗净切成细丝；笋、木耳洗净切成丝状；葱白切成末状。

❷烹调：炒锅置火上烧热，注入色拉油15克，放入肉丝快速炒断生出锅，放在碗中，加入笋丝、木耳丝、葱末、精盐、味精、鸡蛋液拌匀；炒锅复置火上烧热，注入色拉油25克烧热后倒入调拌匀的原料翻炒，

待鸡蛋凝固后倒入黄酒，淋入色拉油，继续炒至干散并有泡沫出现时，即可出锅装盘。

特点

色泽金黄，笋、木耳爽脆，干香鲜美。

保健作用

此菜品具有滋补强体、益气养血、增强食欲之功效。

枸杞炖羊肉

主　　料：净羊肉1000克。

配　　料：枸杞30克。

调 辅 料：精盐7克，味精3克，香葱2棵，姜2块，大蒜4粒，色拉油100克，黄酒20克。

烹调方法：炖。

制作过程

1. 加工：羊肉洗净，改成3厘米见方的块，枸杞用清水冲洗干净，葱洗净打结，姜洗净拍松，大蒜拍松。
2. 烹调：锅上火，烧热，用油滑锅后，放入色拉油100克，放入大蒜煸出香味，再放入葱结、姜块略煸，放入清水、羊肉、黄酒待沸，去净浮沫，放入枸杞，用小火加盖炖制约40分钟（或用砂锅炖60分钟），至汤汁浓白，羊肉酥烂时用精盐、味精调味即可。

特点

汤浓肉酥，滋补上品。

保健作用

安神健脑、补肝益肾、增强记忆力。

红烧带鱼

主　　料：带鱼500克。

调 辅 料：精盐3克，味精2克，黄酒10克，酱油10克，姜片10克，葱10克，蒜末10克，色拉油250克（实耗100克）。

烹调方法：红烧。

制作过程

1. 加工：将带鱼去内脏、控去水分后切成段，用一半盐略腌。
2. 烹调：用姜片擦锅后，倒入色拉油，烧热后放入鱼段进行煎制，待一面煎成金黄色时，再煎另一面，直至煎熟，盛出；锅里留油，入葱、姜、蒜炸香后，放入带鱼，加入精盐、酱油、黄酒加水烧开后，再用小火烧一会儿，加入味精调味，撒上蒜末，即可装盘食用。

特点

带鱼鲜嫩，汁浓味厚。

保健作用

带鱼为带鱼科动物。带鱼的肉主要含有蛋白质、脂肪、维生素A、维生素B_1、维生素B_2和烟酸、钙、磷、铁、碘等。具有养血补虚，和中开胃的作用。

莼菜鱼丝汤

主　　料：鳜鱼肉100克（净）。

配　　料：莼菜2小瓶。

调 辅 料：精盐5克，味精5克，鸡蛋清1个，湿淀粉10克，鸡清汤750克。

烹调方法：氽。

制作过程

❶ 加工：将鱼肉切成细丝，放在碗内，加鸡蛋清抓匀，用湿淀粉上浆；莼菜倒出，清水漂洗，沥干水待用。

❷ 烹调：锅置火上，加清水烧沸，分别将鱼肉丝、莼菜氽熟捞出，装入汤碗；锅洗净置火上，倒入鸡清汤，加上精盐、味精，烧沸后撇去浮沫，盛入鱼肉丝、莼菜即可。

特点

汤清见底，味道鲜醇，料滑鲜嫩，色彩鲜明。

保健作用

莼菜含多种氨基酸、少量的维生素B_{12}、维生素C等。此菜肴具有益气补神、强体健胃、增加食欲之功效。

酱爆鸭条

主　　料：鸭脯肉300克。

配　　料：洋葱50克。

调 辅 料：甜面酱15克，精盐2克，味精3克，黄酒10克，绵白糖10克，葱、姜、蒜各10克，鸡蛋清1个，湿淀粉10克，色拉油500克（实耗60克），高汤10克。

烹调方法：爆。

制作过程

❶ 加工：将鸭脯肉洗净，放在案板上用刀轻排稍拍，然后改为条状；洋葱切成相应的形状；葱、姜、蒜切末；将鸭条放入碗内，加入鸡蛋清、黄酒5克、精盐1克抓匀，加湿淀粉5克上浆；另取一碗，加入高汤10克、精盐1克、味精3克、绵白糖10克、黄酒5克、湿淀粉5克制成兑汁芡。

❷ 烹调：炒锅上火烧热滑净，倒入色拉油加热至150℃时，将浆好的鸭条滑入油锅迅速滑散断生倒出沥油，锅留底油少许，放葱、姜、蒜末炝锅，放入甜面酱稍炸出香，放入鸭条，加入兑汁芡翻匀，淋明油出锅装盘。

特点

色泽酱红，肉质肥嫩，咸鲜带甜，香醇味浓。

保健作用

此菜品具有滋血养胃、益气强身之功效。

茄汁焗乳鸽

主　　料：肥乳鸽1只（约450克）。

配　　料：水发冬笋100克。

调 辅 料：精盐15克，绵白糖20克，番茄酱25克，黄酒15克，葱、姜各10克，花椒5克，高汤

200克，色拉油1000克（实耗50克）。

烹调方法：焖。

制作过程

❶ 加工：将乳鸽宰杀煺毛开膛去内脏，洗涤干净晾干，放入盛器中用葱、姜、盐各10克，花椒5克、黄酒10克腌30分钟，冬笋切片。

❷ 烹调：炒锅置于火上，倒入色拉油烧至120℃时，将腌好的乳鸽放入，炸至金黄色时捞出；另起一锅置火上加入色拉油50克，放入番茄酱炸香，放绵白糖、黄酒、高汤、精盐等调料烧沸，放入炸好的乳鸽、笋片焖制10分钟，待汤汁收浓时，即可出锅装盘。

特点

色泽红艳，酸甜咸适口，肉质鲜嫩。

保健作用

此菜肴具有滋肾益气、祛风解毒、益血养身之功效。

任务 3　中年人人群的食疗保健膳食原则及制作

◎ 任务驱动

中年人的饮食原则及典型膳食制作。

◎ 知识链接

一、中年人群的饮食原则

40岁正当壮年，精力充沛、阅历丰富，是人生干事业的最佳年龄，即黄金时段。人进入中年期，社会压力、家庭负担都处于最巅峰时期，这一时期，营养需要基本稳定。从40～50岁身体形态和机体器官功能逐渐出现衰老现象，随着年龄的增长，机体组成成分也不断改变，脂肪逐渐增加；体液中的水分也逐渐减少，细胞数量减少，导致脏器萎缩，尤其是骨骼肌、肝、脾等较明显；血清总脂质、中性脂肪和胆固醇也增加，即心血管易患因素增加；而腺体分泌减低，消化吸收、代谢功能减弱。脏器所需营养物质补给及各废物排除都受到一定影响。中年人的营养素和热能需要与青少年不同，只要维持机体稳定状态，满足劳动及工作需要即可。中年人群的膳食原则如下。

1. 优质蛋白质应略高一些

蛋白质对人体非常重要，由于中年人随着年龄增长，机体器官逐渐出现衰老现象，代谢功能降低，因此在蛋白质摄取上要多摄取一些优质蛋白质，以弥补机体需要，乳、蛋、瘦肉及大豆蛋白均为优质蛋白质，这些蛋白质对延缓衰老有极大好处。

2. 少食含胆固醇食物

人到中年，血脂增稠、胆固醇增高，心脑血管疾病随之而来，因此，饮食中要控制脂肪、胆固醇等物质，多食用植物油，少食用动物油、动物内脏、鱼子等胆固醇含量高的食物，促进胆固醇的代谢，防止动脉硬化等疾病。

3. 多食富含膳食纤维的新鲜蔬菜、水果和粗粮

现代社会，肉类摄取量过多，肥胖者也随之增多，中年人尤其要控制体重，少食用热量高的食物，多食用纤维素高的新鲜蔬菜、水果、粗粮等食物，保持肠道清洁，有利于消化，有利于有毒物质的排泄，这对人体健康尤为重要。

4. 应多食富含胡萝卜素、维生素 E、维生素 D 的食物

人到中年，是衰老的开始，在饮食上要多食用一些含抗衰老元素的食物，如牛奶、海带、豆制品及新鲜蔬菜、水果，这些食物含有大量的维生素E、维生素D等抗衰老元素及预防老年骨质疏松的钙、磷、铁等物质。

5. 应限盐、少糖、低脂肪，预防高脂血症

人到中年，高血压、心脏病、糖尿病、肥胖症等疾病也随之而来，因此，饮食上要少盐、少糖、少脂肪，减轻肾脏等器官的压力，防止这些疾病的发生。

6. 饮食要定时、定量

人到中年，人体的消化吸收系统也会出现紊乱，因此，饮食要定时定量，不可暴饮暴食，合理的、良好的饮食习惯能保护消化吸收的正常功能，保护人体健康。

二、中年人群膳食配餐注意事项

1. 保证蛋白质的需要量

蛋白质是人体细胞的主要构成原料，是生命的物质基础，同时是抗体的重要组成部分，如摄入不足，则机体抵抗力降低，易受致病微生物的侵袭；机体缺乏蛋白质还会发生营养性水肿，同时出现未老先衰。为此，中年人每天的蛋白质要占总热量的12%～14%，超过青年的所需量。

2. 要有足量的维生素

维生素A、维生素B_1、维生素B_2、维生素C、维生素D、维生素E、烟酸和叶酸，中老年人特别需要。

3. 钙质的补充

钙是中年人预防骨质疏松的重要元素。心脏的正常搏动、肌肉神经的正常传导，都必须有一定量的钙离子存在。多数中年人钙质缺乏，是因饮食钙质的吸收率只有40%～50%，因此要注意吃含钙多的食品，如豆类、奶类、骨头汤、虾皮、虾米、蔬菜等。

4. 饮食要低热量

中年人随着年龄增长、活动减少、饮食不节常会发胖。这是动脉硬化以及某些肿瘤的诱发因素。所以四五十岁的人饮食热量可较青年人减少10%，则每餐有七八分饱就可以。

此外，中年人饮食上要注意“三戒”和“三少”。“三戒”是指：戒喝水太少，戒偏食，戒体重过增；“三少”是指：少盐、少甜食、少油腻。

三、中年人群膳食配餐食谱实例

白果炒兔丁

主　料：净兔肉200克。

配　料：净鲜白果肉100克。

调 辅 料：精盐3克，味精2克，黄酒10克，葱、姜各5克，鸡蛋清1个，湿淀粉10克，高汤50克，色拉油400克（实耗60克）。

烹调方法：滑炒。

制作过程

❶ 加工：兔肉洗净，用刀略拍，改刀成1厘米方丁，用蛋清、湿淀粉、精盐少许上浆；葱、姜洗净切末；鲜白果入开水锅焯水捞出。

❷ 烹调：锅置火上，用油滑锅后，倒入色拉油400克，120℃左右时，放入兔肉丁滑油至断生，倒出沥油，锅上火，放少量油，入葱、姜末稍煸，放入白果、兔肉丁、黄酒、精盐、味精、高汤，用湿淀粉勾芡，颠翻均匀即可出锅装盘。

特点

色泽亮白，滑嫩适口。

保健作用

具有补中益气、润肺止咳的作用。

罗汉大虾

主　　料：对虾12个。

配　　料：鱼蓉60克，豆苗12根，熟火腿50克，生菜100克。

调 辅 料：精盐3克，味精2克，黄酒12克，绵白糖15克，色拉油40克，鸡蛋清1个，高汤200克，熟猪油45克，玉米粉15克，面包渣100克。

烹调方法：香炸。

制作过程

❶ 加工：将对虾去头、皮、肠子，留下尾巴，用刀片开，抽去虾筋，挤干水分，两面沾上玉米粉，再放在鸡蛋清中蘸一下，然后在背面沾上面包渣，码在盘子里；熟火腿切4厘米长细丝；将鱼蓉用蛋清、玉米粉、黄酒、绵白糖、味精、精盐、熟猪油拌成糊，抹在虾上。在糊面中间放1根火腿丝，两边各放1根豆苗，外面再放1根火腿丝。

❷ 烹调：锅置火上，倒入色拉油烧热，放入对虾用温油煎熟；在盘中先放好生菜叶，把煎好的对虾剁成两段对齐，码成圆圈即可上桌食用。

特点

酥松香嫩，造型美观。

保健作用

补肾益阳，适用于肾阳虚的阳痿、早泄、性欲减退之人。

枸杞核桃炖羊肉

主　　料：羊肉125克。

配　　料：枸杞10克，核桃仁17克，生姜2~3片。

调 辅 料：精盐7克，味精3克。

烹调方法：炖。

制作过程

❶ 加工：将羊肉用冷水锅焯水，以去除血污；枸杞用水泡至回软后洗净，核桃仁洗净待用。

❷ 烹调：把羊肉、枸杞、核桃仁、生姜同时放入锅中加入清水至淹没各种原料，用中小火炖至羊肉酥烂，加入精盐、味精调味即可食用。

特点

羊肉酥烂，口味咸鲜适口。

保健作用

羊肉含有丰富的蛋白质、少量的脂肪、维生素B_1、维生素B_2、烟酸和钙、磷、铁、钾等营养素，热量也高。枸杞子有滋阴补肝之功效，与羊肉同炖时可去除膻味。生姜可促进消化，同时也可驱寒去膻，所以此菜具有益阳补肾、增热御寒的功效。

辣味海带丝

主　料：水发海带200克。

配　料：熟猪肉丝50克，青椒100克，香菜10克。

调 辅 料：辣椒油30克，精盐5克，醋5克，香油5克，味精3克。

烹调方法：拌。

制作过程

1. 加工：将海带洗净切成细丝，用开水煮透，控净水凉凉，放入盆内；青椒去籽切成细丝，用精盐腌一下，挤出水分。
2. 烹调：将青椒丝、熟猪肉丝、香菜梗放入海带盆内，加入辣椒油、精盐、醋、味精、香油，调匀即可装盘食用。

特点

海带酥脆，口味微辣。

保健作用

海带所含的营养丰富且易被人体吸收。海带不仅能治疗肥胖症，也能减免胃的饥饿感，人们常说海带是理想的“饱腹剂”。现代科学研究还证明：海带还可以防寒，冬天食用有利于甲状腺素的合成，能提高机体的御寒能力。另外，它还被称为“长寿的食品”。

清炒羊肝

主　料：鲜羊肝350克。

调 辅 料：精盐2克，味精2克，黄酒20克，酱油3克，豆瓣15克，葱10克，蒜片10克，香油5克，色拉油500克（实耗30克），湿淀粉5克。

烹调方法：清炒。

制作过程

1. 加工：将羊肝洗净，用快刀切成薄片，在碗内加入酱油、湿淀粉拌匀；清水1手勺，加黄酒、精盐、味精、湿淀粉制成兑汁芡。
2. 烹调：将锅洗净置火上，用油滑锅后，倒入色拉油，烧至120℃左右时，放入浆好的羊肝片滑至七八成熟，捞出控油；锅内留少许底油，用豆瓣、葱、蒜片爆锅，随即倒入羊肝及兑汁芡翻炒几下，淋入香油盛出即成。

特点

鲜嫩滑爽，芡汁明亮。

保健作用

中医理论认为，羊肝像羊肉一样，具有良好的补益之功。按“以脏补脏”的原理，羊肝补肝明目，并且有清虚热、解虫毒诸功。肝为造血器官，肝健则气血足，肌肤就会滑润光洁。青年人面部暗疮，多因虚热、虫（如螨虫）毒所致，常食羊肝，可清热解毒，使容颜健美，润泽细腻。

碧桃鸡丁

主　　料：鸡脯肉200克。

配　　料：核桃仁100克，水发莲子50克，青豆10克。

调 辅 料：精盐5克，味精3克，葱6克，蒜6克，黄酒10克，色拉油500克，鸡蛋清1个，湿淀粉10克，清汤少许。

烹调方法：滑炒。

制作过程

1. 加工：鸡脯肉切成1.5厘米见方的丁，盛入碗内，加精盐、湿淀粉、鸡蛋清抓匀上浆；葱切成段，蒜切成片；用小碗加清汤、精盐、味精、湿淀粉兑成汁水；莲子挑去芯，入笼蒸熟。
2. 烹调：锅内加色拉油，烧至120℃左右热时，将鸡丁放入油中滑熟，捞出控净油；然后将核桃仁放油中炸酥，捞出控净油，略凉后，搓去外皮；锅内留少许底油，烧热，用葱、蒜爆锅，烹入黄酒，加入莲子、核桃仁、青豆煸炒，再加入鸡丁，倒入汁水，快速翻匀装盘即成。

特点

色彩艳丽，口感滑嫩。

保健作用

鸡肉擅补虚暖胃，强坚筋骨；核桃仁长于补肾壮阳；莲子则以补中益气见称，中医理论认为它有“轻身耐老，不饥延年”的作用。所以，此菜肴不仅在质感的配合上别具一格，在补功的配伍上也堪称绝妙。常食保健身体，抗衰益寿。

地黄炖龟肉

主　　料：乌龟1只。

调 辅 料：精盐6克，黄酒20克，生地黄、熟地黄各15克，黄芪30克，葱段10克，姜片10克，高汤800克。

烹调方法：炖。

制作过程

1. 加工：将乌龟放盆内，注入约40℃的热水，令其排尽尿液，然后斩去头足，剖开龟壳，除去内脏，剁成大块洗净，用冷水锅焯水，捞出用温水洗净；生熟地黄、黄芪洗净，用洁纱布包扎住口。
2. 烹调：将砂锅洗净，注入高汤，倒入龟壳及龟肉块，加药包、葱段、姜片、黄酒、精盐，旺火烧沸，撇去浮沫，改用小火炖约1小时，待龟肉烂熟，拣去药包即成。

特点

汤鲜味醇，风味独特。

保健作用

中医理论认为，龟肉功擅滋阴补血，是气血亏虚者的进补佳品。生地、熟地补功大焉。地黄炖龟肉一肴最适合因气血两亏而形成的面黄肌瘦、面容无光者食用，不仅能滋补强身，而且能养颜护肤，延缓衰老。

佛手海蜇皮

主　　料：海蜇皮500克。

配　　料：鲜黄瓜200克。

调 辅 料：精盐4克，绵白糖2克，醋3克，香油5克，葱末5克，蒜片5克。

烹调方法：拌。

制作过程

1 加工：将海蜇皮用冷水泡24小时，洗去泥沙，用刀切成小长条，再用刀顺长划四下，要均匀；鲜黄瓜用刀一切两半，用刀连切四片薄片，注意前面不要切断，然后第五刀切断，如此动作将黄瓜切完，撒上精盐腌10分钟，控去水分，此时黄瓜成扇形佛手状。

2 烹调：锅置火上，加入清水，烧至80℃时，放入海蜇皮烫一下，迅速捞出，在冷开水中浸泡1小时成手指状；再将海蜇皮从冷水中捞出，与黄瓜一起用香油、精盐、绵白糖、醋、葱末、蒜片拌匀即成。

特点

脆嫩爽口，味道清鲜。

保健作用

黄瓜又名胡瓜，属葫芦科植物，生熟皆可食用。其性味甘、寒、无毒，内含有多缩戊糖、维生素B_1、维生素B_2、烟酸、蛋白质、糖。它的功用是清热利尿、解毒消炎减肥。海蜇又名水母，其性味咸、温、无毒。含有蛋白质、脂肪、糖、钙、磷、铁，此外还含有碘、维生素A、B族维生素等，主要的功能是降压，软坚化痰，妇人老损。此菜有降血压、降血脂、降胆固醇的功效，很适合于患肥胖病、高血压、高血脂的病人食用。

龙眼枣仁粥

主　　料：龙眼肉30克，酸枣仁60克，粳米150克。

调 辅 料：红糖50克。

烹调方法：煮。

制作过程

1 加工：将龙眼肉洗净，剁成小碎粒；枣仁洗净捣碎，用洁纱布包好扎住口；粳米拣去杂质洗净。

2 烹调：将锅洗净，倒入适量清水，放入粳米、龙眼肉、枣仁包，旺火烧沸，撇去浮沫，改用小火煮约1小时，待汤汁浓稠、米烂后，加入红糖即成。

特点

汤汁黏稠，口味独特。

保健作用

此粥具有补血、养胃益脾、安神等功能。《神农本草经》认为，酸枣具有“久服安五脏，轻身，延年”等药用价值，而龙眼自古就是补血佳品。《开宝本草》云，龙眼肉“归脾而能益智”。所以，用酸枣、龙眼、粳米煮粥，适用于暗耗阴血所致的面色萎黄、健忘失眠、心悸怔忡等症，是养颜、延年益寿的滋补佳品。

任务4 老年人人群的食疗保健膳食原则及制作

◎ 任务驱动

了解和掌握老年人的饮食原则及典型膳食制作。

◎ 知识链接

一、老年人群的饮食原则

当人步入老年后，消化吸收功能减退，身体各系统的生理功能也出现不同程度的退化，如内分泌功能减退，新陈代谢过程减慢（以分解代谢为主），机体抵抗力降低，免疫功能减弱等。这些生理活动改变，也决定了老年人对营养需要的特殊要求。

合理的饮食营养是延年益寿的一个重要条件。人进入老年期，生理功能减退，基础代谢率下降，肌肉组织减退，但脂肪组织都逐年增加。老年人的消化功能减退，咀嚼能力不好，都影响食物的消化吸收。老年人的心脏功能减退，过多的动物脂肪和胆固醇都可引起动脉粥样硬化。各种分泌腺有进行性变化。因此，老年期的膳食选择要适合老年人生理特点，饮食上以补养为主，通过饮食调养来增加老年人的体质，《黄帝内经》上就提到“食饮有节，起居有常，……”是长寿秘诀之一。

1. 保持适宜的平衡膳食，维持标准体重

由于老年人的生理功能减退，一些老年人疾病缠身，因此，老年人要注意食物中的粗细搭配，做到营养均衡、定时定量、不偏食、不挑食，限制总能量的摄入、限制脂肪的摄入，合理选择蛋白质，保持正常体重，不肥胖、不消瘦，只有营养全面，才能满足机体的正常需要。

2. 新鲜、多样、搭配合理

老年人摄取的食物要新鲜，由于老年人身体抵抗力下降，对食物的卫生要求比较高，保持食物的新鲜度，有助于保持营养成分不流失，也有助于食物保持一定的卫生程度；食物的多样化，有助于食物营养成分全面合理，因此食物的合理搭配，就是营养成分的合理搭配，有助于老年人的身体健康。

3. 食物烹调应易于咀嚼、易消化

老年人由于消化吸收功能的减退，因此饮食上要选择易于咀嚼、容易消化吸收的食

物，不宜选择油炸及干硬的食物，不利于消化吸收。

4. 膳食应少食多餐，饮食有节，肉类在午餐供应为好

老年人因高血压、心脏病等疾病增多，因此，饮食上忌暴饮暴食，不能饥一顿、饱一顿，应根据自身状况，做到饮食有节，少食多餐，少荤多素，多食新鲜蔬菜、鱼类、蛋乳类等，不宜大荤（鱼）大肉。

5. 少食刺激性食物，口味平和清淡，不饮浓茶和咖啡，忌酗酒

老年人口味要求平和，不宜食用太辣或过辛食物，以免刺激肠胃，引起身体不适，浓茶、咖啡等容易引起兴奋的食物不要食用，酗酒、抽烟都有害老年人的身体健康。

6. 少盐、少糖、低脂肪，以热食为主

老年人应控制食盐、食糖及脂肪的摄取量，以免加重肾脏等器官的负担，预防和控制高血压、糖尿病等疾病，饮食上要以热食为主，不宜冷食，尤其是心血管及肠胃不好的病人。

二、老年人群膳食配餐食谱实例

酸菜鲶鱼煲

主　　料：活鲶鱼750克。

配　　料：泡酸菜150克。

调 辅 料：精盐4克，味精2克，郫县豆瓣酱50克，泡红椒10克，酱油3克，葱花5克，姜片5克，蒜泥6克。

烹调方法：炖。

制作过程

① 加工：将鲶鱼剖腹去内脏、鳃，洗净剁成块；酸菜泡入清水中，漂洗干净后切成段；郫县豆瓣酱、泡红椒分别剁成泥。

② 烹调：锅放火上烧热，放一小勺油，将豆瓣酱、泡红椒炒香至油色变红，放入水、姜片、酸菜、酱油、精盐、味精、鲶鱼块，大火烧开后调小火焖烧20分钟，待鱼熟入味后，将鱼连汤带肉盛入煲中；锅放炉上，放一勺油，烧至起烟，将葱花、蒜泥撒在鱼上，用热油浇透后上桌即可食用。

特点

鱼肉鲜嫩，汤鲜微辣，色泽鲜红。

保健作用

鲶鱼，性味甘、温、无毒。其主要营养成分有蛋白质、脂肪以及糖类、钙、磷、铁等。具有补中、益阴、利小便、疗水肿等作用。

百合枸杞鸡蛋汤

主　　料：百合60克，枸杞子40克。

配　　料：鸡蛋2个，淮山药30克。

调 辅 料：蜂蜜适量。

烹调方法：炖。

制作过程

1. 加工：百合、枸杞用清水洗净泡至回软，淮山药去皮洗净。
2. 烹调：将淮山药、枸杞子、百合一起放入砂煲里，加入清水适量，用大火煮沸后，改用小火煲2小时后，再放入鸡蛋搅匀，加入蜂蜜后即可食用。

特点

淮山药、百合酥烂，口味甜香。

保健作用

百合有家种和野生两种。其性甘、平、无毒，其成分有蛋白质、脂肪、秋水仙碱，并富含淀粉及少量的钙、磷、铁等营养素。它的作用有补中益气，温肺止咳。枸杞属茄科植物，我国各地均有野生的和栽培的，尤其是宁夏所产的比较出名，《神农本草》将其列为上品。枸杞嫩叶可作蔬菜，果实味甜可食用，也可供药用，其性味微苦、甘、平，无毒。果实含有甜菜碱、胡萝卜素、维生素B_1、维生素B_2、维生素C、烟酸、酸浆红素、钙、磷、铁等。枸杞子为著名的滋养强壮药，有明目、降血糖、平血压的作用。此菜的功用有补中益气、温肺止咳、虚火内扰、心肺阴虚等。

枣参鳜鱼

主　　料：鳜鱼1条（约重750克）。

配　　料：红枣50克，党参30克。

调 辅 料：精盐5克，味精3克，香油5克，黄酒20克，葱、姜各10克。

烹调方法：炖。

制作过程

1. 加工：将鳜鱼去鳞、鳃及内脏，洗净；红枣去核洗净。
2. 烹调：锅置火上，注入清水，将鳜鱼、葱、姜、黄酒、精盐、红枣、党参放入锅内，大火烧开，改用小火炖至鱼肉酥烂，加入味精少许，淋入香油即可上桌食用。

特点

鱼肉鲜嫩，汤味鲜美。

保健作用

补脾益气，健胃强身。适用于体倦乏力、食少消瘦、少气懒言、脘腹胀满、肠鸣泄泻等症状的调补。

长寿鸡

主　　料：母鸡1只。

配　　料：山药50克，红枣100克，栗子100克，党参30克，莲子30克。

调 辅 料：精盐10克，味精5克，黄酒7克，葱10克，姜10克，白胡椒粉5克。

烹调方法：蒸。

制作过程

1. 加工：将鸡宰杀，用热水煺净毛，从腋下开一小口，取出内脏，冲洗干净；山药洗净切成片；红枣去核洗净；栗子去外壳、内衣；莲子用水泡软，挑去莲芯；党参洗净；葱、姜均切成米；精盐上锅略炒。
2. 烹调：将山药片、红枣、栗子、莲子、党参、白胡椒粉、精盐、黄酒一起装入鸡腹内，腿折于腹下，鸡头朝上，放盆内，加适量清水，放蒸笼内蒸至鸡肉熟烂时，取出，撒上葱姜米，加入精盐、味精调好味即成。

特点

汤鲜味醇，肉质酥烂。

保健作用

山药补阴滋脾肾，红枣功擅补中益气，栗子功能补肾益气，莲子补中养神、益气强健，更有党参鼎力相助。所以，长寿鸡虽然食之未必一定长寿，但可以强身壮体，延缓衰老，提高抗病能力。

火腿冬瓜汤

主　　料：熟火腿100克。

配　　料：冬瓜300克。

调 辅 料：精盐8克，味精5克，香油5克，高汤1000克。

烹调方法：烧。

制作过程

1. 加工：熟火腿用刀切成薄片；冬瓜去掉瓜皮、籽瓤，洗净后切成厚片，加入开水锅内焯熟，捞出用冷水过凉。
2. 烹调：锅内加入高汤、精盐烧开，加入火腿、冬瓜烧开，撇净浮沫，加入味精，淋入香油调均匀即成。

特点

汤鲜醇厚，味道鲜美。

保健作用

火腿，是猪肘的腌熏制品，不仅味甚香美，而且保健强壮之功胜于猪肉鲜品，《随息居饮食谱》云：“补脾开胃，滋肾生津，益气血，充精髓。……养老补虚，洵为极品。”如此珍贵补益之品，再配以冬瓜，清香隽美，既有滋补功效，又能令人驻颜不老，堪称医、食兼备的佳品。

红焖萝卜海带

主　　料：海带200克，萝卜200克。

调 辅 料：丁香3克，八角3克，桂皮3克，花椒3克，酱油20克，核桃仁10克，色拉油100克，香油10克，葱、姜各10克，高汤适量。

烹调方法：焖。

制作过程

1. 加工：将海带用水浸泡24小时（中间换水2次），然后洗净，切成4厘米×3厘米的长方片；萝卜也切成相同的片。
2. 烹调：锅置火上，倒入色拉油，将油烧热放入葱姜炸香，依次放入丁香、八角、桂皮、花椒、核桃仁再炸一分钟，放入萝卜煸炒至其发软盛出待用，再放入酱油、海带及适量的高汤，盖上锅盖大火烧开，改中小火烧至海带酥烂，再放入萝卜焖至酥烂，淋上香油即成。

特点

口感酥烂，味鲜浓郁。

保健作用

萝卜性甘、辛、平、微凉。其含有葡萄糖、氢化果胶、多缩戊糖、精氨酸、维生素B、维生素C、碘、溴。具有健胃消食，止咳化痰，顺气利尿，清热解毒、减肥之功效。海带，又名昆布，长可达丈余，我国沿海均产。其性味咸、寒、滑，无毒，除含有大量的碘外，还含有胡萝卜素、维生素B_2、蛋白质、脂肪和糖类。此菜对老人具有利尿、降压和减肥之功效。

莲藕增颜汤

主　　料：莲藕500克，红枣50克，桂圆肉50克。

调 辅 料：冰糖100克。

烹调方法：炖。

制作过程

1. 加工：将莲藕洗净，切成小片，放入烧沸的水中汆一下，捞出控水；红枣用水浸泡后洗净，去核；桂圆肉洗净。
2. 烹调：将砂锅洗净，倒入适量清水，加藕片、红枣、桂圆肉、冰糖，旺火烧沸，撇去浮沫，改用小火炖约1小时，待汤呈浅红色时，将砂锅端离火源即成。

特点

甘甜适口，滋补佳品。

保健作用

中医学认为，莲藕功用为养血生肌、健脾开胃，桂圆肉能益心脾、补气血，而红枣则有补中益气、强力、养血补脾的功效。故此，三物搭配烹汤，具有补血养血的功能，适于贫血、心跳、失眠患者食饮，长期坚持服用，令人神色添彩。

杏仁豆腐

主　　料：甜杏仁150克，冻粉50克。

配　　料：山楂糕100克。

调 辅 料：绵白糖500克。

烹调方法：冻。

制作过程

❶ 加工：将杏仁放入碗中，冲入开水浸泡5分钟，剥去皮，再用水浸泡，上磨把杏仁磨成浆，滤去粗渣备用；将冻粉洗净，剪成段后，放入碗中，加入适量清水，上笼蒸至溶化，过滤后备用。

❷ 烹调：锅内加入适量清水，加入绵白糖250克，加热把糖溶化，加入冻粉液，冷却后，将杏仁浆倒入糖水中搅匀，分装10个小碗内，放冰箱内冷却，使其凝固，在碗内用刀切成菱形块；另将250克绵白糖加水，烧开溶化，熬成糖水，凉凉后浇入碗内，山楂糕切成菱形小块，放杏仁豆腐上点缀即成。

特点

色彩艳丽，口感滑嫩。

保健作用

杏仁豆腐实际上与豆腐无关，而是用杏仁制成类似豆腐样的食品。杏仁制品，不仅清香利口，更有滋养之功。中医理论认为，杏仁性虽凉，但却益于人。《滇南本草》中有“除肺热，治上焦风燥，利胸膈气逆，润大肠气秘。”

八宝全鸭

主　　料：填鸭1只。

配　　料：粳米150克，核桃仁10克，桂圆肉10克，莲子15克，栗子50克，山药15克，火腿30克，香菇15克。

调 辅 料：精盐5克，味精2克、葱、姜各10克，黄酒10克，八角5克。

烹调方法：蒸。

制作过程

❶ 加工：将鸭宰杀，煺净毛，去净内脏，洗净，放入开水锅中焯水，捞出冲洗干净；粳米淘洗干净，莲子泡软，挑去莲芯，核桃仁去皮，香菇、火腿切成丁；山药洗净切片，栗子去壳及内衣；葱切成段，姜切成片。

❷ 烹调：用小盆放入粳米、核桃仁、莲子、桂圆肉、栗子、山药、香菇、火腿，加适量清水，入蒸笼内用旺火蒸成八宝米饭；铝锅内放入鸭子、葱、姜、八角，再加适量清水，用火烧煮至鸭子九成熟时捞出，略晾，剔净鸭骨，鸭脯朝下放在大碗内，碎肉放在上面，加入八宝米饭摊平略按，入笼蒸至熟透，取出，扣在鸭子盘内；煮鸭原汤滤净，倒入锅内，加入黄酒、精盐、味精，烧开后倒入盘内即成。

特点

鸭肉酥烂，汤浓味醇。

保健作用

八宝全鸭聚众多滋补益寿之品于一体，制

而为肴，堪称补品之最，且性缓不烈，尤宜常人食之，起到强壮身体、抗衰防病的作用。鸭为保健营养品，其滋阴补虚之功最强；而核桃仁、桂圆肉、莲子、栗子、山药等均是强壮身体，益中补气，补肾固本，防老抗衰的良味。所以，此肴常食，以补虚强壮最见效力，可提高身体抗病能力，以起到延缓衰老的作用。

任务5 成年女性群及孕产妇的食疗保健膳食原则及制作

◎ 任务驱动

了解和掌握成年女性的饮食原则及典型膳食制作。

◎ 知识链接

女性人员，由于年龄的不同，对饮食的需求也不一样，具体可参照不同年龄阶段人群的饮食要求。孕产妇属于特殊生理阶段的人群，对营养的需求与其他人群有显著的不同。总的营养需求方式主要表现在妊娠前期的营养需求与妊娠准备期基本相同，妊娠中期对营养素需求开始增加，主要体现在蛋白质等胚胎身体建构物质的需求上。妊娠后期除了对蛋白质需求增加外，对其他营养素，尤其是无机精盐的需求量显著提升。分娩后对营养素的需求呈下降的趋势。对于母乳喂养的群体，对营养素的需求量自分娩之日起，逐渐呈上升的趋势。对不同阶段妊娠期及分娩后的人群给予不同的营养素供给，以满足不同时期的需求。

妇女受孕后身体内各脏腑系统都发生相应的变化以适应母体和胎儿的生长发育需要以及临产分娩和产后哺乳的需要，其中包括能量、水、电解质、微量元素等需要的增加。妇女在妊娠哺乳期，由于胎儿生长发育和分泌乳汁的需要，必须从膳食中获得足够的营养物质，营养需要量都较平常增高。母体营养状况的好坏直接影响胎儿的健康，也间接影响胎儿的正常发育及分娩后乳母乳汁的分泌。若孕妇和乳母膳食中营养素不足，而仍要满足胎儿发育和分泌乳汁的需要，则势必加剧孕妇营养不足的程度，甚至发生营养缺乏症，如缺铁性贫血、骨质软化等。孕妇营养不良还会引起流产、早产以及胎儿大脑发育不全或畸形。所以，孕期和哺乳期的营养对母乳、胎儿及婴儿的正常发育具有十分重要的意义。

孕妇前三个月对营养素的需要量增加不大。三个月以后，由于胎儿的迅速生长和母体内的一系列变化，对营养素的需要量也迅速增加，尤其是最后三个月，需要量增加得更多。

产后阶段，由于产时体力的大量消耗和出血，产妇处于虚弱状态，又有哺乳的需要。

因此应该多摄入高热量的饮食如脂肪、蛋白质之类。由于产后数日内脾胃功能也处于虚弱状态，因此进食量的增加应采取渐进方式。一般在产后二三日内尽量少食盐，因为咸能耗血影响乳汁分泌。可频食白粥，渐食羊肉、猪蹄汤、鲫鱼汤等。多食蔬菜，可加服“芝麻粥”，有滋阴润肠通腑的作用。

一、一般女性人员的饮食原则

1. 应少食多餐，每日以 4 ~ 5 餐为宜

注意增加优质蛋白质、脂肪及维生素B_1、维生素C、钙、铁质，少盐。少食多餐，能有效地促进营养成分的吸收，特别是在需要增加营养的情况下，能保证营养成分被有效地吸收，不造成营养成分的浪费，以保证健康的需要。

2. 应摄取多量的膳食纤维，多食蔬菜、水果、粗粮

丰富的纤维素，能保持肠胃的正常功能，有效地排除体内的有毒成分，新鲜蔬菜和水果能保证纤维素、矿物质、维生素等营养成分的供给，从而调节人体的生理机能。

3. 禁食刺激性的食品和含酒精饮料等

刺激性的食物及含酒精的饮料，会对人体的消化功能产生影响，影响人体正常的新陈代谢，特别是孕妇，会影响胎儿的正常生长发育。

二、孕妇的饮食原则

孕妇不同时期对营养的需求不同，前期营养素供给以优质蛋白质为主，中期营养素的均衡尤为重要，后期，由于胎儿体重的迅速增长，对各种营养素的需求量都非常大，但由于胎儿体积较大，孕妇胃容积较小，食量较小。故需根据不同时期的不同特点做好营养素的供给。

1. 以清淡食物为主，避免过于油腻

孕妇生理特点中显著的变化表现在因妊娠反应出现的恶心、呕吐，体重增加过快等。故对食物的供给要以清淡为主，少油腻。汤类食品要尽量除去表面的浮油，也尽量避免煎炸类食品的供给。

2. 少食多餐，注意每餐食物供给量

妊娠后期，胎儿体积增大，对营养素的需求也较多，孕妇本身胃容量大了会和胎儿相互挤压，对双方都不利，故每餐摄入量要小，防止胃的容积过大，同时为了满足胎儿对营养的

需要量，在正餐之外，可安排加餐。可采用上下午各加一次餐。

3. 优质蛋白质的供给要充足

充足的蛋白质可以预防妊娠毒血症等合并症；能调整产褥期的生理过程，增加乳汁的分泌；而且蛋白质还是脑细胞的主要成分之一，是脑组织生长、发育、代谢的重要物质基础；蛋白质占脑干重量的35%，是脑细胞产生兴奋与抑制过程中的主要物质，在记忆、语言、思维、运动、神经传导等方面都有重要作用；蛋白质不足还会影响胎儿中枢神经系统的发育和功能。

4. 营养全面，搭配合理，注意对维生素和矿物质的供给

在饮食调节上准妈妈应注意各种维生素营养的吸收，多吃一些蔬菜和水果来补充各种维生素。这时，也正是胎儿脑及神经系统迅速分化时期，所以，准妈妈要更加注意补充多种维生素（尤其是叶酸、维生素B_2、维生素B_6等）的摄入。

随着胎儿体重的迅速升高，妊娠后期，尤其要注意对钙、磷、维生素D的摄入，以免造成胎儿期缺钙，对母体和胎儿造成伤害。

三、孕妇膳食配餐注意事项

1. 食品烹调方法要合理

根据妊娠期的特点，在食品烹制方法上要避免煎炸类，以免引起呕吐反应，多采用炖煮类烹调方法，有利于营养素的吸收，避免因生理特点而引起的便秘。

2. 确保无机精盐、维生素的供给

为了补充足够的钙质，应多进食牛奶及奶制品，不喜欢喝牛奶的准妈妈可以喝酸奶、吃奶酪或喝不含乳糖的奶粉等。呕吐严重者应多食蔬菜、水果等碱性食物，以防止发生酸中毒。

3. 少食多餐，食物清淡、避免油腻和刺激食物

孕妇为了及时给婴儿补充营养需要，平时要少食多餐，食用一些便于消化吸收的食物，避免一些不易消化的油腻食物和刺激性强的食物。

四、产妇哺乳期的饮食原则

哺乳期的母亲要逐步补充由于妊娠、分娩所损耗的营养储备，要分泌乳汁，还要承担哺育婴儿的重担，因此在此时期充足的营养是非常重要的。母亲摄入营养是否充足直接关系母乳含有的营养成分是否充足，母乳如果营养不足会直接影响婴儿生长发育。因此，母亲合理

的膳食对母亲和孩子均是非常重要的。

1. 食物应种类齐全

乳母吃的食物应做到种类齐全，不偏食，以保证摄入足够的营养素，这就要求产妇不但要吃五谷杂粮类主食制品，还要广泛、多样化地食用各类副食制品，一日以4~5餐为宜。需要特别保证供给一些汤类食品，以利于乳汁分泌，如鸡、鸭、鱼、肉汤，或以豆类及其制品和蔬菜制成的菜汤等。

2. 摄入含铁高的食物

为了预防贫血，应多摄入含铁高的食物，如动物肝脏、肉类、鱼类、某些蔬菜（油菜、菠菜等）、大豆及其制品等。

3. 摄入质量高的食物

摄入食物的质量要好，并且数量也要相应的增加，特别是含蛋白质、铁、钙、维生素A、维生素B_2较多的食品（如鸡蛋、牛奶、酸奶等）。

4. 摄入足够的蔬菜、水果和海藻类

要摄入足够的新鲜蔬菜、水果和海藻类，以供给多种维生素（其中海藻类还可供给适量的碘），并且这类食物具有通便、预防便秘的作用。

5. 少食腌制食品、刺激性食品

哺乳期妇女要少吃腌制的食品、刺激性大的食品、污染食品。母亲吸烟、饮酒、喝咖啡或长期服用某些药物也可通过乳汁影响婴儿的健康，特别需要加以注意。

6. 要摄入足够的热能

从事轻体力劳动的哺乳期妇女每天应摄入约3000千卡的热量，其中蛋白质、脂肪、糖类所占比例依次为：蛋白质13%~15%、脂肪27%、糖类58%~60%。依据该要点，哺乳期妇女每天应摄入：粮食500克左右，豆制品100克左右，烹调油20克左右，红糖20~30克。妇女在整个哺乳期如能够保证这些优质食物的有效摄取，既能够保证自身的营养需要，又有利于保证乳汁的质量，更有利于婴儿的生长发育。

五、产后膳食安排

产妇自胎儿及其附属物娩出，到全身器官（除乳房外）恢复至妊娠前状态，一般需要6~8周时间，这个阶段称产褥期。此时期内，母亲的生理变化很大，在分娩过程中消耗能量

很多，子宫内有创面，又有血性恶露，外阴部也可能有伤口，再加以皮肤排泄功能及乳汁分泌旺盛等，处于该阶段的产妇要及时补充营养素和水分。

一般正常分娩后产妇第一餐，可食用适量、比较温热、易消化的半流质食物。如：红糖水、藕粉、蒸蛋羹、蛋花汤等。第二餐，可以食用正常膳食。有些母亲在分娩的第一天感到疲乏无力或肠胃功能较差，可先选择较清淡、稀软、易消化的食物，如面片、挂面、馄饨、粥、蒸鸡蛋羹及煮烂的肉菜，然后再食用正常膳食。

分娩时若有会阴撕伤，有Ⅰ度或Ⅱ度会阴撕伤并缝合者，可给予普通饮食；Ⅲ度撕伤缝合以后，应食用无渣膳食一周左右。

剖腹产的产妇术后24小时左右胃肠功能方可逐渐恢复，此后的一天应给予流食，但忌饮用牛奶、豆浆等容易产生胀气的食物，情况好转后给予半流食1～2天，再转为普通膳食。

产妇应适当多喝红糖水、小米粥，吃芝麻精盐煮鸡蛋，因为，鸡蛋含有很高的蛋白质，而红糖则含铁量很高，但每日进食鸡蛋最好不超过5个，以免增加肾脏负担；小米中胡萝卜素、铁、锌、核黄素含量高于一般的米、面，是产褥期较理想的食物。

产妇宜选用滋补食品，因为产后妇女多身体虚弱，同时还要哺育新生儿；因此，需要摄取大量的营养成分以补充消耗、生殖器官的恢复、分泌乳汁，从而保证产妇和婴儿的健康；因此，产妇要食用一些营养价值较高的食物。

（1）红糖　指未经精练的粗制糖，除供给热量外，与白糖相比，红糖还含有丰富的钙、铁、锌等矿物质，所含铁量比其他食糖高5倍左右。

（2）鸡蛋　鸡蛋含蛋白质丰富且利用率高，还含有脂肪、卵磷脂钙、铁及维生素A、B族维生素和维生素D等，其所含的脂肪极易被人体消化吸收，并且卵磷脂和卵黄素在维护神经系统的健康中发挥重要作用。因此，产妇多吃鸡蛋有助于体力的恢复和婴儿的生长发育，但也不宜多食，以每天最多吃5个即可。

（3）小米　与大米相比，小米中铁、维生素B_1和维生素B_2要高出1倍至数倍，纤维素也高出2倍以上，因此产妇适量进食小米粥有助于体力的恢复。

（4）芝麻　芝麻富含蛋白质、脂肪、钙、铁、维生素E等营养素，尤其是黑芝麻，因此，在制作产妇食品时，使用适量的黑芝麻可改善和提高膳食的营养质量。

（5）多饮汤　鸡汤、鱼汤、肉汤等汤类不仅味道鲜美还能刺激胃液分泌、改善食欲，帮助消化，促进乳汁的分泌。鸡汤、鱼汤、肉汤的营养丰富，含有可溶性氨基酸、维生素和矿物质等营养成分；用大豆类、花生加上各种肉类煮成汤，例如鲫鱼汤、黄花菜煨鸡汤、醋或米、黄酒与猪腿和鸡蛋一起煮汤等可促进乳汁分泌。另外，由于产妇的基础代谢较高，易出汗和分泌乳汁，所需水分高于一般人，因此，产妇多喝一些汤是有益的。

（6）产妇的食品应多样化　适量喝些牛奶，增加肉类食品的摄入量，如瘦肉类、动物肝脏、鱼、虾类等。还要有适量的豆类及其制品、谷类、新鲜蔬菜和水果等，以达到均衡营养、合理膳食的目的。

六、女性人员（孕产妇）膳食配餐食谱实例

木瓜炖带鱼

主　　料：鲜带鱼400克。

配　　料：鲜木瓜200克。

调 辅 料：黄酒10克，精盐5克，葱、姜各20克，味精3克，色拉油75克。

烹调方法：炖。

制作过程

1. 加工：带鱼去鱼头、脊刺、尾尖等杂物，洗净切5厘米长的段；木瓜去皮、瓤，洗净切骨牌块，姜洗净拍松，葱洗净切成“葱花”。
2. 烹调：锅上火，倒入色拉油，加姜块，稍煸出香味立即放入木瓜块、清水、黄酒、带鱼、精盐，旺火烧开去净浮沫，改用小火（加盖）慢慢炖（约25分钟），至汤汁浓白，放入味精、葱花调味即可。

特点

带鱼鲜嫩，汁浓味醇。

保健作用

滋补五脏、暖胃补虚、明目清热、祛肠热、补虚、通乳。

芹菜粥

主　　料：芹菜150克（水芹亦可）带根部，粳米150克。

调 辅 料：精盐5克，味精2克，香油5克。

烹调方法：熬（炖）。

制作过程

1. 加工：芹菜用刀削去根部表皮（保留嫩根部），去杂质，清洗干净，切成黄豆粒状丁；粳米淘洗干净。
2. 烹调：锅至火上，加入清水、粳米，旺火煮沸，再改用小火煮至米断生，将芹菜丁放入锅内，用小火熬至米烂成粥（约20分钟），粥内放入精盐、味精、香油搅匀即可。

特点

粥浓味厚，芹香浓郁。

保健作用

清热平肝、减肥、美容。

海参炖肉

主　　料：水发海参500克。

配　　料：带皮猪五花肉200克，水发木耳20克，水发玉兰片20克。

调 辅 料：精盐4克，味精3克，黄酒30克，酱油15克，红糖20克，葱、姜各20克，色拉油50克。

烹调方法：炖。

制作过程

❶ 加工：猪肉改刀成5厘米长、3厘米宽厚片，海参顺长片成厚片；葱洗净切段；姜洗净拍松。

❷ 烹调：锅上火，用油滑锅后，放入油，放入葱段、姜块煸出香味后，放入猪肉煸炒，待有爆炸声时放入黄酒、酱油、红糖、清水，沸后改用小火加盖焖烧约30分钟，放入海参、玉兰片、黑木耳，加盖小火炖25分钟，放入精盐、味精定味，待汤汁稠浓即可出锅装盘。

特点

原料酥烂，汤汁稠浓，咸鲜味醇。

保健作用

补肾、益精、养血、安胎。

翡翠猪肝羹

主　　料：鲜猪肝100克。

配　　料：新鲜荠菜100克。

调 辅 料：精盐5克，味精2克，黄酒10克，白胡椒粉3克，高汤500克，湿淀粉30克。

烹调方法：烩。

制作过程

❶ 加工：猪肝洗净，切成黄豆粒状丁；荠菜洗净，焯水用冷水过凉切末。

❷ 烹调：锅上火，放入高汤，烧至微开时放入猪肝丁，断生捞出，将浮沫去净，然后放入荠菜、黄酒、精盐、白胡椒粉、味精，用湿淀粉勾芡，倒入猪肝丁即可。

特点

色泽碧绿，猪肝鲜嫩，咸鲜爽口。

保健作用

滋阴养血、补肝明目。

汤爆鱿鱼筒

主　　料：鲜鱿鱼片300克。

配　　料：鲜蘑菇100克，豌豆苗50克。

调 辅 料：精盐5克，味精2克，白胡椒粉3克，黄酒10克，葱、姜各20克，香油5克，高汤1000克。

烹调方法：汤爆。

制作过程

❶ 加工：葱洗净打结；姜洗净拍松；鲜蘑菇洗净切片；豌豆苗洗净备用；鱿鱼洗净，剞“丁字刀”（刀距3毫米），改成（长8厘米，宽2.5厘米）块；

❷ 烹调：锅上火，加入高汤，旺火烧沸，用白胡椒粉、精盐、味精调味，放入蘑菇片、豌豆苗，烧沸后出锅装入汤碗中。锅续上火，放入清水、黄酒、葱结、姜块煮沸，放入鱿鱼块，汆至断生即成筒状，捞出鱿鱼筒放入汤中，淋入香油即可。

特点

鱿鱼鲜嫩、爽脆，汤鲜微辣。

保健作用

补脾益气、解毒开胃、止泻化痰、益血下乳。适用于产后体弱、乳汁不足、体倦气弱等。

红烧兔肉

主　　料：带骨兔肉1000克。

配　　料：带皮猪五花肉100克，水发木耳20克，水发玉兰片30克。

调 辅 料：精盐5克，味精3克，葱、姜各50克，八角10克，花椒10克，桂皮20克，酱油20克，黄酒30克，红糖20克，色拉油100克，高汤300克。

烹调方法：红烧。

制作过程

❶ 加工：带骨兔肉斩成块，清水漂洗干净，入冷锅焯水，再用冷水洗净；玉兰片切成长方片；姜洗净拍松；葱洗净切段；猪肉切片。

❷ 烹调：锅上火，放入色拉油，依次放入葱段、姜块、八角、花椒、桂皮煸出香味放入猪肉片，略煸放黄酒、红糖、酱油、高汤、兔肉。旺火烧沸，用小火加盖烧制约35分钟，改用中火，放入木耳、玉兰片、盐、味精定味，待汤汁浓稠即可出锅装盘。

特点

口味咸鲜，香味浓厚。

保健作用

具有强体、瘦身、美容的功效。

枸杞乌骨鸡

主　　料：光乌鸡1只（约重750克）。

配　　料：枸杞子20克，冬笋20克，小青菜6棵。

调 辅 料：精盐5克，味精2克，黄酒10克，葱、姜各20克，熟猪油50克。

烹调方法：炖。

制作过程

❶ 加工：光乌鸡洗净，放入开水锅焯水，再用清水洗净；葱洗净打结；姜洗净拍松；小青菜洗净；冬笋切片。

❷ 烹调：锅上火，放入猪油，放葱结、姜块煸出香味，加入清水、黄酒、乌鸡、枸杞，用火烧开，去净浮沫，改小火（加盖）烧制约30分钟（或用砂锅炖制40分钟），放入笋片、青菜略炖，用精盐、味精调味，弃去葱结、姜块即可。

特点

鸡形完整，酥烂脱骨，汤清味醇。

保健作用

益气、理血、理气、醒脾。

百叶炒菠菜

主　　料：百叶（千张）150克，菠菜250克。

调 辅 料：精盐3克，味精2克，姜、葱各10克，香油10克，熟猪油50克，高汤50克，湿淀粉5克。

烹调方法：炒。

制作过程

1. 加工：菠菜（带根，根部剞十字刀）用清水洗净；百叶改成5厘米长、2厘米宽片；葱、姜洗净切末；锅上火，加入冷水，放入百叶，待沸捞出备用，接着将菠菜下锅焯水过凉，切段。
2. 烹调：锅上火，放入猪油，加葱、姜末稍煸，放入高汤、菠菜、百叶翻炒均匀，用盐、味精调味，少量湿淀粉勾芡，淋入香油即可。

特点

白、绿相衬，色泽悦目，口味咸鲜，菠菜鲜嫩。

保健作用

益气补血、补脾健胃。

墨鱼炖猪手

主　　料：净墨鱼肉300克，猪蹄500克（2只）。

调 辅 料：精盐6克，味精2克，大蒜30克，葱、姜各20克，黄酒30克，色拉油80克。

烹调方法：炖。

制作过程

1. 加工：墨鱼肉洗净，切成3厘米×5厘米的厚片，猪蹄洗净，每只改成八块；姜、蒜洗净拍松；葱洗净切段。
2. 烹调：锅上火，加入色拉油，先放入大蒜煸出香味，再放入葱段、姜块略煸，放入猪蹄、清水、黄酒待沸，去浮沫，放入墨鱼片，用小火加盖炖约40分钟（熟烂），用精盐、味精调味，弃去葱、姜即可。

特点

墨鱼酥软、猪蹄软糯、汤汁浓厚、鲜香味醇。

保健作用

益气养血、滋润皮肤，适用于产后气血亏虚。

清炖鲫鱼

主　　料：活鲫鱼2条（约重500克）。

调 辅 料：葱、姜各20克，黄酒30克，精盐5克，味精2克，高汤500克，熟猪油50克。

烹调方法：炖。

制作过程

❶ 加工：将鲫鱼去鳞、鳃、内脏洗净；姜洗净拍松，葱洗净打结。

❷ 烹调：锅上火，烧热后，用油滑锅，放入熟猪油，先放入葱结、姜块稍煸，再将鱼放入锅内略煎（鱼皮微黄），放入高汤、黄酒待沸后去浮沫，改用小火加盖炖7~8分钟，用精盐、味精调味去除姜块、葱结装盘即可。

特点

汤汁浓白、鱼肉鲜嫩、咸鲜味醇。

保健作用

补中益气、通乳。

任务 6　男性人员的食疗保健膳食原则及制作

◎ 任务驱动

了解和掌握男性人员的饮食原则及典型膳食制作。

◎ 知识链接

一、成年男性人群的饮食原则

成年男性，从生理角度来看，耐受力和抗病力比女性差，不及女性耐寒、耐饥、耐疲劳、耐受精神压力；男性在工作中遇到阻力时，往往心跳加快、血压升高、肾上腺素分泌增加，而女性却少有这类反应，因而男性的心血管疾病的发病率高于女性。有人做过统计，有30多种疾病，诸如心脏病、糖尿病、血友病、胃溃疡、秃顶等，都是男性多发。男性没有女性情绪稳定，男性对精神压力的耐受力远远低于女性。现代科学研究证明，男性从30岁开始，逐渐出现形态和功能上的老化。40岁左右时，衰退现象逐渐明显，表现出情绪低落、容易疲劳、不愿运动、失眠、头痛、注意力不集中等亚健康状态。在这个年龄段，要爱护自己的身体还不算太晚，虽然随着年龄不断增加，会出现衰老现象，但可以通过摄入食物来延缓衰老，甚至还可以帮助增强性功能。为了抵抗机体衰退，男性除了平时适当减压和进行体育锻炼外，更需要摄取合理的营养。一般来讲，健康、强壮的男性性欲都比较强烈。青壮年男性，脑力和体力劳动以及性生活都需要消耗大量的营养素，如能及时得到合理的补充，对提高身体素质、保证身体健康以及提高性生活的质量都十分有益。因此，合理摄取食物尤为重要。

1. 及时补充维生素和矿物质

男性的精液是靠体内各种食物的营养成分供给生成的，尤其是维生素A、维生素E，有延缓衰老和避免性功能衰退的作用。同时，维生素E是抗氧化剂，能阻止自由基对血管壁的损害，从而预防动脉粥样硬化、冠心病。钙、磷、锌、铁、铜等元素，如果摄入不足，就会影响男性精液的质量。上述营养素还参与体内多种酶和胰岛素的代谢过程，促进性激素和性腺的活动。含维生素和矿物质较多的食物有动物肝脏、乳制品、鱼类、各种蔬菜和水果等。

2. 要摄取足够水分

人体任何一个细胞都不能缺乏水分，成年人身体60%～65%是水分，如果男性想要保持健美的肌肉，就必须饮用足够量的水，因为肌肉中的水要比脂肪中的水多3倍。中等身材的男性每日须饮用8杯水，运动量大的男性对水的需求量则更大。

3. 戒烟限酒，不要暴饮暴食

吸烟有害健康，它是造成肺癌、慢性肺组织疾病、心血管病的危险因素。因此，为了健康，男性最好不要吸烟。过量的酒同样也会给身体带来危害，这个时期的男性，社会应酬比较多，抽烟喝酒、暴饮暴食、“三高”食物摄取过多，身体透支严重。因此，一日三餐营养要均衡，荤素搭配要合理，不要暴饮暴食，食量应与体力活动消耗的热量搭配。

4. 摄取蛋白质要适当，维持体内酸碱平衡

男性为了追求阳刚之美，使肌肉发达，高蛋白肉类食用较多。实际上，除了从事健美运动的男性，多数人不需要补充太多蛋白质。特别是疲劳时不宜将鸡、鱼、肉、蛋等大吃一顿。因为此时人体内的酸性物质积聚，而肉类食物属于酸性，会加重疲劳感。相反，新鲜蔬菜、水产制品等碱性食物能使身体迅速恢复。

5. 摄取食物品种多样化

多食用低脂肪的食物，而且要以植物脂肪为主。为预防男性更年期血脂升高、动脉硬化，多食些降脂食品：如香菇含丰富的蛋白质、多种维生素和核酸类物质，能抑制体内胆固醇上升，有明显的降脂作用；海带、海藻所含成分能使脂肪不在心脏、血管壁上沉积；山楂含解脂酶，能促进脂肪类食物的消化，故有降血脂作用，它还能活血化瘀，对于动脉硬化有一定预防作用。要多食含有卵磷脂、脑磷脂、谷氨酸等物质的补脑益智食物，能提高大脑的活动能力，延缓大脑的老化和衰退；坚果中含不饱和脂肪酸较多，为了保护听力可多吃花生、芝麻、核桃、松子等食物。坚持食用强精固肾类食物，海藻含藻胶酸、甘露醇、钾、碘及多种微量元素，与淡菜、牡蛎等生长于海藻间的贝类海鲜食品，均具有补虚益精、温肾散

寒的功效，对防治肾虚、早泄、精力不足均有效。此外，还有很多强精益肾的食物可帮助防治性功能障碍，如韭菜、莲子、枸杞子等。

二、成年男性人群膳食配餐食谱实例

核桃爆腰花

主　　料：鲜猪腰300克。

配　　料：核桃仁50克，枸杞子10克，水发木耳20克。

调 辅 料：精盐2克，味精2克，黄酒20克，葱、姜各5克，蒜10克，酱油10克，醋5克，绵白糖10克，胡椒粉3克，色拉油1000克（实耗70克），湿淀粉10克。

烹调方法：炖。

制作过程

1. 加工：将猪腰洗净，片去腰臊，剞麦穗花刀，改刀成长方块；葱、姜、蒜洗净切末；枸杞子洗净，核桃仁洗净，木耳洗净；同时取碗一只放入黄酒、绵白糖、精盐、味精、胡椒粉、酱油、醋、湿淀粉成兑汁芡。
2. 烹调：锅上火，倒入色拉油300克，冷油放入核桃仁，待油温升至150℃时，捞出沥油，锅复上火，注入色拉油700克，待油温升至160℃时，放入猪腰，至断生倒出沥油，锅再上火，留少许油，放入葱、姜、蒜末煸出香味，放入枸杞子、木耳煸炒至熟，放入腰花、核桃仁、倒入兑汁芡，颠翻均匀即可出锅装盘。

特点

核桃仁香脆，腰花脆嫩，形态美观。

保健作用

补肾助阳，适用于肾虚所致的遗精，阳痿，头昏等。

山药羊肉汤

主　　料：去骨羊肉500克。

配　　料：山药100克，枸杞子20克。

调 辅 料：葱、姜各20克，精盐8克，黄酒30克，味精3克，高汤1000克。

烹调方法：炖。

制作过程

1. 加工：羊肉洗净切块，放入冷水锅小火加热（焯水）待沸倒出洗净；山药洗净切骨牌块；葱洗净打结；姜洗净拍松；枸杞子洗净。
2. 烹调：砂锅上火，倒入高汤，加羊肉、山药、枸杞子、姜块、葱结、黄酒，旺火烧沸，去净浮沫，改用小火慢炖约2小时，拣出葱结、姜块，用精盐、味精调味，原锅上桌即可。

特点

羊肉酥烂，山药软糯，汤汁浓白，咸鲜味美。

保健作用

健脾益肾，适用于脾肾虚弱所致的腰膝酸软、食少体倦等。

海参烩蹄筋

主　　料：水发海参200克，水发蹄筋150克。

配　　料：水发香菇30克，冬笋30克。

调 辅 料：精盐6克，味精3克，黄酒30克，高汤500克，湿淀粉20克。

烹调方法：烩。

制作过程

1. 加工：水发海参洗净片薄片；蹄筋片薄片；香菇、冬笋分别洗净片薄片。
2. 烹调：锅上火，倒入清水旺火烧开，先将海参、蹄筋入锅焯水，再用同样方法将香菇、笋片焯水捞出备用；锅上火，倒入高汤，放入蹄筋、海参、笋片、香菇、黄酒、精盐、味精待沸，用湿淀粉勾琉璃芡即可。

特点

主料软糯，口味咸鲜。

保健作用

具有补肾壮阳、强身健体的作用。

双球虾仁

主　　料：虾仁100克，羊球（睾丸）2对，猪球（睾丸）2对。

调 辅 料：精盐10克，黄酒50克，花椒15克，姜30克，高汤100克。

烹调方法：煮。

制作过程

1. 加工：将双球洗净，虾仁洗净，姜洗净拍松。
2. 烹调：锅上火，注入高汤，放入双球、虾仁、花椒、黄酒、精盐、姜块，用中火加热至沸，去净浮沫，改用小火煮至断生捞出（冷却）。将双球分别切片整齐摆在盘双侧，中间放虾仁，浇少许原汁即可上桌（冷热食用皆可）。

特点

主料鲜嫩，原汁原味，咸鲜适口。

保健作用

补肾壮阳，适用于肾阳亏虚的阳痿、滑精、腰膝酸痛等。

冬瓜炖黑鱼

主　　料：活黑鱼1条（约500克）。

配　　料：冬瓜300克。

调 辅 料：香葱2棵，姜30克，黄酒30克，精盐6克，味精3克，熟猪油75克。

烹调方法：炖。

制作过程

1. 加工：将黑鱼去鳞、鳃、内脏洗净，斩成块（连头一起）；冬瓜去皮洗净，切成大骨排块；姜洗净拍松；香葱洗净打结。
2. 烹调：锅上火烧热，用油滑锅后，放入猪油，加入鱼块略煸，烹入黄酒，放入葱结、姜块、冬瓜块、水适量，烧沸去净浮沫，改用小火加盖炖15分钟（或用砂锅炖20分钟），用精盐、味精调味，弃去葱结、姜即可。

特点

鱼肉鲜嫩，汤汁乳白，咸鲜味浓。

保健作用

具有健脾利湿、强阳益阴的功效。

栗子烧鸡块

主　　料：老母鸡半只（约180克）。

配　　料：去壳栗子200克。

调 辅 料：精盐3克，味精2克，黄酒20克，酱油10克，绵白糖15克，葱、姜各10克，色拉油500克（实耗50克）。

烹调方法：烧。

制作过程

1. 加工：将鸡洗净，斩成块；葱切成葱段，姜洗净拍松。
2. 烹调：锅上火，加入色拉油500克，烧制150℃左右时放入栗子炸成浅金黄色倒出沥油；锅上火，放少量油，放入鸡块煸炒，至有响声时烹入黄酒、酱油、绵白糖、葱段、姜块、清水适量，待沸改用小火烧至约八成烂时，放入栗子，再用小火烧制约10分钟，放入精盐、味精调味，改用大火收汁，汁浓时即可出锅装盘。

特点

鸡肉酥烂、栗子香糯。

保健作用

具有健脾补肾、温中益气的功效。

香酥鹌鹑

主　　料：净鹌鹑8只。

调 辅 料：精盐10克，黄酒10克，葱10克，姜10克，酱油5克，花椒5克，色拉油1000克（实耗60克）。

烹调方法：酥炸。

制作过程

❶ 加工：鹌鹑洗净，胸脯朝上放在案板上，用刀轻拍两下即可，葱、姜洗净拍松；取盆一只，放入鹌鹑、黄酒、酱油、精盐、花椒、葱、姜腌制（30分钟左右）。

❷ 烹调：锅置火上，倒入色拉油，待油温升至140℃左右时放腌制入味的鹌鹑炸，断生时捞出，待油温上升至80℃左右时放入鹌鹑复炸呈金黄色捞出沥油，改刀装盘即可。

特点

色泽金黄，外酥内嫩。

保健作用

具有补五脏、强筋骨的功效。

虾子烧猴头菇

主　料：水发猴头菇300克。

配　料：小青菜6棵。

调 辅 料：精盐5克，味精3克，虾子10克，黄酒5克，葱、姜各10克，熟猪油50克，高汤200克，淀粉8克。

烹调方法：烧。

制作过程

❶ 加工：水发猴头菇洗净，挤干水分，片成片；小青菜洗净，葱、姜切末。

❷ 烹调：锅置火上，放入熟猪油，加葱、姜末略煸，放入虾子，稍煸片刻，加入高汤、黄酒、精盐、味精调味，再放入猴头菇片，烧约5分钟，再放入小青菜，约2分钟后勾芡装盘。

特点

汁浓味厚，口感软糯。

保健作用

具有补肾助阳、滋养强壮的功效。

任务7　脑力劳动人群的食疗保健膳食原则及制作

◎ 任务驱动

了解和掌握脑力劳动者的饮食原则及典型膳食制作。

◎ 知识链接

所有的食品原料都可被认为是对人体健康有益的。它们都含有各自特别的营养价值及滋补保健作用。根据不同职业人群，慎重、科学、合理地选择饮食食品，有针对性地编制养生食谱，对于各种不同职业人群的身体健康，维持正常机体消耗需要，保证和提高工作学习需要，是十分重要的。

一、脑力劳动者的饮食原则

所谓脑力劳动者是指其职业以脑力劳动或神经紧张性工作为主的人（如含科研、设计、行政管理、新闻、写作、教学、会计等行业）。这些人一般体位姿势单调，身体运动量少，思维却异常频繁，能量消耗多。研究表明：一个成年人大脑重量仅为体重的2.5%，但却有全身血量的20%被输送到大脑，人脑是具有最复杂功能和最旺盛活力的器官，因此，脑组织的氧代谢较其他器官组织高，可见，大脑是身体中的耗能大户，而脑力劳动者大脑的耗能量则更大。相当一部分脑力劳动者，其体位长期以坐位为主，躯干处于屈曲状态，因此易使腹压增加，腹部静脉瘀血，导致消化不良、结肠炎、痔疮等。从事写作、辨别细微物体工作的人员，视功能常受影响，容易出现视力下降、光幻觉等症状。脑力劳动者长期在室内伏案工作，光照、空气都不如室外，腰部、颈部肌肉容易疲劳，血流缓慢，大脑经常处于超负荷工作状态，因此，脑力劳动者在保证全面营养的基础上，应侧重添加有益于大脑的营养食品。从事脑力劳动的人，当身心疲惫时，宜选择性地多吃一些能恢复精力和体力的食物，如含有丰富的B族维生素、维生素E、蛋白质、不饱和脂肪酸，以及含钙、铁丰富的花生、腰果、杏仁、胡桃等干果。持续使用电脑过久，视力最易受损，此时，宜多吃一些胡萝卜、动物肝肾、红枣等富含维生素A的食物，以减少眼睛视网膜上的感光物质视紫红质的消耗，有益于保护视力。长期在办公室工作，晒太阳的机会较少时，应多吃富含维生素D的食物，如海鱼、食用蕈类、鸡肝、蛋黄等。当人的心理压力大时，体内消耗的维生素C比平时多7倍以上，故应多吃富含维生素C的食物，如柑橘、番茄、菜花、菠菜等。所以脑力劳动者的膳食调配原则，应是在日常膳食的基础上，特别注意以下几个方面。

1. 摄入足够的营养素

尤其应多进食蛋白质、维生素、微量元素含量高的食物。蛋白质含量丰富的食物，如奶类、蛋类、鱼类、动物内脏和豆制品等；含维生素丰富的食物，如粗糙谷物、蔬菜、水果等；含微量元素较多的食物，如动物肝脏、血液、瘦肉、坚果类等。

2. 选择合适的食物

富含碳水化合物的食品：如大米、面粉、小米、玉米、红枣、桂圆、蜂蜜等。

富含优质蛋白质的食物：如蛋类、乳类、鱼类、禽类、瘦肉及大豆类。

富含不饱和脂肪酸的食物：如植物油、葵花子、南瓜子、花生、西瓜子、核桃、鱼、虾等。

富含脑磷脂的食物：如猪脑、羊脑、鸡脑等，富含卵磷脂的食物主要存在于鸡蛋黄、鸭蛋黄、鹌鹑蛋黄、大豆及其制品中。

富含维生素A的食物：如动物肝脏、乳类、蛋类及胡萝卜、韭菜、海带和木耳中。

富含B族维生素的食物：谷类、豆类、花生、核桃、芝麻、香菇、蔬菜、蛋类、奶类、瘦猪肉、脏腑类、酵母、鳝鱼等。

3. 多吃含胆碱的食物

胆碱能防止衰老，可增强各种年龄人群的记忆力，治疗记忆力衰退症。多吃含胆碱的食物，能提高脑组织的乙酰胆碱水平，故对脑力劳动者防治记忆力减退是十分重要的。含胆碱多的食物有鱼、肉、大豆、动物肝脏和蛋黄等，其中鱼和蛋黄是胆碱的主要来源。蛋黄中的卵磷脂，在胃肠内被消化液中的酶消化后，可释放出胆碱，它直接进入脑子后，可与醋酸结合成乙酰胆碱。所以，脑力劳动者如想保持好的记忆力，应常吃鸡蛋，一般每天吃1~2个就足够了。但对于有高脂血症者，不宜食用鸡蛋，可用豆浆等豆制品代替。

4. 纠正不良饮食习惯

如偏食、暴饮暴食、喜吃过冷过热、肥甘厚味和辛辣刺激性食物，或过量饮用浓茶、咖啡、可可等。

二、脑力劳动者膳食配餐食谱实例

天麻鱼头

主　料：胖头鱼鱼头一个（带一段肉约750克）。

配　料：天麻5克，水发香菇20克，净虾仁20克，净鸡丁20克。

调辅料：精盐4克，味精2克，葱10克，姜5克，白酒25克，黄酒5克，高汤1000克，香菜5克，色拉油75克。

烹调方法：炖。

制作过程

❶加工：将鱼头洗净，用抹布擦干表面水分；天麻洗净，切薄片，用白酒25克浸泡40分钟，得天麻酒20余克，天麻片待用；香菇洗净，姜洗净拍松，葱洗净切段，香菜切段。

❷烹调：锅上火，放入清水旺火烧沸，放入鱼头稍烫（水）捞出，用冷水洗净表面黏液；锅复上火，放入色拉油，加入葱段、姜块煸出香味，放入鸡丁煸散，加入高汤、黄酒、天麻片、鱼头、虾仁、香菇旺火烧开后撇去浮沫，倒入砂锅内小火炖约30分钟，然后倒入天麻酒，弃去葱段、姜块，用精盐、味精调味，撒上香菜即成。

特点

汤汁浓白，味鲜香醇，肉质嫩滑，营养丰富。

保健作用

去头眩、益脑髓，健脑醒神，增智安神，适用于头晕、头痛、失眠健忘、不耐思考、记忆力减退等症。

双菇竹荪汤

主　　料：水发香菇50克，鲜蘑菇100克，水发竹荪100克。

配　　料：菜心4棵，番茄50克。

调 辅 料：精盐3克，味精2克，葱3克，姜3克，香油5克，色拉油50克，高汤500克。

烹调方法：烩。

制作过程

1. 加工：香菇、蘑菇洗净切片；竹荪洗净后切成5厘米长的段；菜心根部剞十字刀洗净；番茄洗净切梳子块；葱、姜洗净切末。
2. 烹调：锅上火，放入色拉油，加入葱、姜末稍煸，加入高汤、香菇、蘑菇、竹荪、番茄烧沸，去浮沫，再加入菜心，用精盐、味精调味，沸后出锅，淋香油即可。

特点

汤清味醇，营养滋补，清鲜利口。

保健作用

健脑益智，适用于高血压、冠心病、癌症及体虚、气血不足等病人的营养保健。

蟹肉扒草菇

主　　料：净草菇300克。

配　　料：蟹肉50克。

调 辅 料：精盐5克，味精2克，白糖2克，熟猪油80克，姜20克，葱20克，黄酒5克，高汤100克，湿淀粉7克。

烹调方法：扒。

制作过程

1. 加工：将草菇洗净，每颗片成两瓣；葱、姜洗净切末。
2. 烹调：锅上火烧热，用油滑锅，放入猪油，将葱、姜末煸出香味，立即放入蟹肉，稍煸，加入高汤、黄酒、白糖、草菇、精盐，用中小火烧约5分钟，放入味精，用湿淀粉勾芡即可出锅装盘。

特点

味道鲜美，口感滑爽，芡汁明亮。

保健作用

具有补肝肾、益气、养血、增智强体的功效。

奶油烩鲤鱼片

主　　料：鲜活鲤鱼1条（约600克）。

配　　料：奶油50克，小青菜4棵。

调 辅 料：精盐6克，味精3克，黄酒5克，葱10克，姜10克，色拉油75克，高汤500克，鸡蛋清1个，湿淀粉20克。

烹调方法：烩。

制作过程

❶ 加工：鲤鱼初步加工后取净鱼肉，片成3厘米×4厘米长方片；葱、姜洗净切末；小青菜洗净，根部剞十字刀；取碗一只，放入鸡蛋清打散，放入鱼片、湿淀粉、精盐少许上浆。

❷ 烹调：锅上火烧热，放入色拉油，加入葱、姜末煸出香味，依次放入黄酒、高汤、奶油、精盐，沸后，用竹筷拨入鱼片，放入青菜，待沸放入味精，用湿淀粉勾琉璃芡即可出锅。

特点

色泽洁白，质感滑嫩，咸鲜可口，营养滋补。

保健作用

滋阴养血、补气益智，适用于青少年学生及脑力劳动者（每周一次）。

桃仁爆心花

主　　料：鲜猪心300克。

配　　料：核桃仁50克。

调 辅 料：精盐5克，味精3克，黄酒5克，酱油3克，绵白糖2克，葱8克，姜8克，高汤50克，色拉油500克（实耗30克），湿淀粉6克。

烹调方法：爆。

制作过程

❶ 加工：猪心洗净，在内侧剞十字花刀（刀距3毫米）改刀成3厘米×3厘米状，葱、姜切末；取碗一只，放入黄酒、高汤、酱油、味精、精盐、淀粉、绵白糖成兑汁芡。

❷ 烹调：锅上火，放入色拉油500克，冷油放入核桃仁，小火加热，待核桃仁香脆捞出，接着倒入猪心，断生倒出沥油，锅上火，加油少许，放入葱、姜末稍煸，放入猪心、核桃仁、兑汁芡快速翻拌，淋少许明油出锅装盘。

特点

汁紧芡亮，桃仁酥香，心花嫩爽，安神补脑。

保健作用

具有养心安神、健脑益寿的功效。

山药枸杞猪脑

主　　料：猪脑1只。

配　　料：淮山药30克，枸杞子10克。

调 辅 料：精盐7克，味精3克，黄酒5克，胡椒粉3克，葱2段，姜2块，高汤1000克。

烹调方法：烧。

制作过程

❶ 加工：将猪脑置清水盆中，轻轻撕去脑膜，放入砂锅中；枸杞子洗净，淮山药洗净切片；葱段、姜块洗净拍松。

❷ 烹调：砂锅上火，放入高汤、山药、枸杞子、黄酒、葱、姜，旺火烧开，去浮沫，用精盐、味精调味，加入胡椒粉，用小火炖（约30分钟），去掉葱、姜，原锅上桌即可。

特点

汤鲜料软，滋补健身。

保健作用

滋补肝肾、健脑补髓、健脾扶中，适用于肝肾亏虚、智力减退者食用。

莲子百合煨肘子

主　　料：去骨肘子1只（约750克）。

配　　料：水发莲子100克，净鲜百合50克。

调 辅 料：精盐8克，味精4克，黄酒10克，色拉油50克，香葱2段，姜2段，高汤500克。

烹调方法：煨。

制作过程

1. 加工：肘子洗净，改刀成长2厘米、宽2厘米块，用冷水焯水备用；葱洗净打结，姜洗净拍松；百合洗净。
2. 烹调：锅上火，放入色拉油，加入葱、姜稍煸，放入高汤、黄酒、猪肘块、莲子，待沸去净浮沫，改用小火加盖炖约40分钟（或用砂锅炖50分钟），放入百合再炖10分钟，待汤汁浓白、主料酥烂时，用精盐、味精调味，弃去葱结、姜块，即可出锅上桌。

特点

汤浓味厚，原料酥烂。

保健作用

具有养心安神、补脑抗衰的功效。

桃仁鹌鹑蛋

主　　料：鹌鹑蛋200克。

配　　料：核桃仁150克。

调 辅 料：精盐4克，味精2克，黄酒5克，葱10克，姜10克，香油5克，高汤500克，湿淀粉8克，色拉油400克（实耗30克）。

烹调方法：烩。

制作过程

1. 加工：鹌鹑蛋入冷水锅用小火煮至断生捞出去壳洗净；葱、姜洗净切末；核桃仁放入盆内，注入开水，略泡，捞出洗净，沥干水分。
2. 烹调：锅置火上，用油滑锅后注入色拉油，待油温达100℃左右时，放入核桃仁浸炸，上浮后捞出，待油温160℃左右热时重炸一次，倒出沥油；锅复上火，放入少许油，放入葱、姜末稍煸，放入高汤、鹌鹑蛋，用黄酒、精盐、味精调味，用湿淀粉勾芡，倒入核桃仁，淋入香油出锅装盘。

特点

双色分明，口感各异，味道鲜香。

保健作用

补脑益脏、益气提神，适用于青少年学生、脑力劳动者、记忆力减退者，具有补脑益智的作用。

养心鸭子

主　　料：活鸭1只（约1500克）。

配　　料：水发黄花菜200克，水发百合50克，菜心2棵，香菇4片。

调 辅 料：精盐10克，味精3克，黄酒5克，葱15克，姜15克，白胡椒粉2克，高汤1200克。

烹调方法：炖。

制作过程

1. 加工：活鸭宰杀，煺净毛，弃去鸭掌，进行“整鸭出骨”，将肉面冲洗干净，用姜、葱（拍松）、黄酒、精盐腌制10分钟，再翻转鸭皮呈整形；将黄花菜、百合洗净，黄花菜改成3厘米段，用沸水锅焯水捞出，填进鸭腹内，用竹扦封口。
2. 烹调：锅上火，加冷水，旺火烧沸，放入鸭子，稍烫捞出，冲洗干净，将鸭子放入砂锅中，注入高汤，加胡椒粉、香菇、姜块（拍松），大火烧开，改用小火慢炖至酥烂，放入菜心，用精盐、味精调味，稍炖，弃去姜块，取出竹扦，原锅上桌即可。

特点

形状完整，肉质嫩烂，荤素搭配。

保健作用

具有健脑益智、清心安神的功效。

桂圆莲子羹

主　　料：水发莲子100克，净桂圆肉50克。

配　　料：水发香菇30克。

调 辅 料：绵白糖75克，鸡蛋清2个，鸡清汤1000克，湿淀粉20克。

烹调方法：烩。

制作过程

1. 加工：取碗一只，放入开水，将桂圆放入浸泡回软待用；莲子放碗中加开水，上笼蒸约30分钟；鸡蛋清放碗内打散待用，水发香菇切成丁状。
2. 烹调：锅上火，放入鸡清汤、白糖、莲子、桂圆、香菇丁待沸后用湿淀粉勾芡，慢慢淋入蛋清，凝固后呈雪花状即可出锅。

特点

蛋花洁白，甜味适中。

保健作用

补中益气、养心安神，具有益气安神作用。

任务 8 体力劳动人群的食疗保健膳食原则及制作

◎ 任务驱动

了解和掌握体力劳动者的饮食原则及典型膳食制作。

◎ 知识链接

一、重体力劳动者

重体力劳动者，一般指矿工、炼钢、冶金、野外作业等职业者，他们劳动强度高，体能消耗大，需要从膳食中补育供给。如重体力劳动者矿工，他们长期从事着井下工作，劳动强度大，不见日光，又常受粉尘、毒气、高温、潮湿等有害环境侵袭，因此容易发生尘肺病、感冒、支气管炎、慢性肠胃炎以及化脓性皮肤病等。预防这些“职业病”，除改善井下作业条件，采取多种劳动保护措施外，科学合理安排膳食，增加供给保健餐，也是不可忽视的一个方面。

首先应当保证热量供给。矿工每日需热量4000～5000千卡，如此高的热量需要量全靠膳食补足，因此必须给矿工提供高热量膳食。一日三餐的热量分配应力求均衡、合理，此外在班间还应供给保健餐。

保健餐应具有营养合理、食用方便的特点，如钙奶饼干、蛋糕、馒头、花卷、包子、五香鸡蛋、加糖豆浆、牛奶等。一餐获得热量1200～1400千卡，保健餐应经过专门的营养计算，编制食谱，做到营养搭配均衡合理，荤素搭配符合要求，干稀搭配恰当，还应配有可口的凉菜及水果。

矿工的保健餐除应含有足够的优质蛋白质和易于消化的热能食物外，还应针对井下作业的环境特点，着重补充富含维生素A的动物肝、富含胡萝卜素及维生素C的新鲜蔬菜，对增强皮肤和机体抗病及解毒能力、眼睛的适应能力均有很大益处。针对井下作业出汗较多，还应供给水果和含盐饮料，以补充维生素和适量盐分。

二、轻体力劳动者

轻体力劳动者，主要是指一些行业及行业部门从业人员，一般是劳动强度小、体能消耗较少、工作环境较好的商业服务业和轻工业工厂部门中的从业人员。如商场、书店、图书馆工作人员、餐厅、酒店服务人员、理发师、美容师、护士、工厂流水线装配人员等人群。他们虽然劳动强度较小，体能消耗较少，但由于工作的特殊性、责任性及工作内容的单调性等因素，往往精力消耗较大。如不重视饮食结构的合理调养，偏爱某一种食物，不适当运动，就会出现食欲不振、食量小、机体免疫力差等现象。因此不仅应加强轻体力劳动人群的科学调养，合理安排膳食，达到平衡营养，而且还应加强适当的运动锻炼。

合理膳食的食物构成应包括粮食类、动物性食物类、豆类及制品、蔬菜水果类、油脂类，且它们之间都应有适当的构成比例。粮食类是我国人民热量、B族维生素和无机盐的主要来源，也是蛋白质的主要来源。一个人一天吃多少粮食，要根据生活、劳动情况来确定。一般从事轻体力劳动的成年人每天需要粮食0.5千克，约占膳食总量的40%。

动物类和豆类包括畜禽肉、蛋、奶、水产品、大豆及制品。它们的功用是供给优良的蛋白质，以弥补粮食蛋白质的缺陷，另外它们还是某种维生素和无机盐的重要来源。一般我国体力劳动的成年人每天应供给50~100克瘦肉、1个鸡蛋、50克黄豆制品，此类膳食占膳食总量的16%。

蔬菜类是膳食中维生素、无机盐、纤维素的主要来源。要维持体内的酸碱平衡，膳食中不可缺少蔬菜，同时应保证水果类的供给。一个从事轻体力劳动的成年人，每天至少要吃0.4~0.5千克蔬菜，其中最好能有一半为新鲜的绿叶蔬菜。蔬菜约占膳食总量的41%。

烹调用油，每天最好能有25克，约占膳食总量的2%（其中有2/3来自植物脂肪），它可增加菜肴的香味，同时可供给热量，提供必需脂肪酸和促进脂溶性维生素的吸收。

三、中等体力劳动者膳食配餐注意事项

1. 保证能量供给，完善自身对能量的需要量

中等体力劳动者因工作性质的不同，对能量的需求差别较大。在每日的膳食供给中，注意该人群对能量的需要。尤其是阶段性膳食配餐中，需要注意每日的能量供给。如长途汽车驾驶员，在跑长途开车的时候，能量消耗明显大于休息时不开车时候的能量消耗。

2. 保证优质蛋白质的供应，控制蛋白质的量

蛋白质的供给中要注意优质蛋白质的占有率，特别对于一些特殊工作人群和特殊生理阶段的人群，更需要注意蛋白质的质。供应蛋白质要以优质蛋白质为主，可选择植物性原料中的大豆蛋白和动物性蛋白中的精肉、水产品。

3. 增加维生素和微量元素的供给量

维生素A和维生素D能提高机体对气压变化的适应能力，B族维生素和维生素C参与能量转化，铁使机体动脉血氧含量增加，提高机体在低氧分压条件下呼吸的能力。因此，应多食用新鲜蔬菜和水果。

4. 特殊环境的人群需要注意水的供应

对于特殊环境中工作的人群和特殊生理阶段的人群，对水的需求量有明显差异，需要特别注意水的供给。一般供应量原则可以控制在每消耗1000卡热量提供1毫升水为宜，以免因缺水而影响机体的新陈代谢，对健康不利。

四、体力劳动者膳食配餐食谱实例

爆炒鹌鹑

主　　料：光（净）鹌鹑300克。

配　　料：青椒50克。

调 辅 料：精盐5克，味精5克，酱油15克，黄酒15克，葱、姜、蒜各8克，绵白糖10克，湿淀粉25克，色拉油400克（实耗50克），清汤少许。

烹调方法：爆。

制作过程

1. 加工：先将鹌鹑洗净改成丁状，放入盛器用少许酱油拌匀；青椒切丁，葱、姜切末，蒜切片；取小碗加入酱油、黄酒、白糖、盐、味精、清汤、湿淀粉成兑汁芡，将鹌鹑丁用湿淀粉上浆待用。
2. 烹调：锅置火上，用油滑锅后倒入色拉油，待油温达100℃左右时将原料放入，迅速滑开，成熟后倒出淋油；炒锅上火加入适量油，入葱、姜、蒜，炝锅，炸出香味，倒入原料，烹入黄酒，倒入兑汁芡翻勺，淋油出锅装盘即可。

特点

色泽红亮，卤汁紧包，肉质鲜嫩，补肾强身。

保健作用

营养丰富，补肾气，强身体，对重体力劳动者青壮年尤佳。

家常蹄筋

主　　料：水发蹄筋1000克。

配　　料：猪肥瘦肉100克。

调 辅 料：精盐5克，味精5克，熟猪油200克，酱油5克，绵白糖3克，黄酒5克，豆瓣酱20克，胡椒粉少许，葱、姜各50克，泡椒、蒜泥、红油各5克，高汤300克，湿淀粉15克。

烹调方法：烧。

制作过程

1. 加工：先将发好的蹄筋，顺长剖开，焯水后沥去水分，另起锅烧热后放入猪油100克，放入葱段、姜片炸出香味，加入高汤、黄酒，烧沸将蹄筋投入煨5分钟，捞出沥干水分，拣去葱姜；把猪肉切成粒状；葱、姜切末；泡椒切末。
2. 烹调：锅上火烧热放入猪油，放葱姜末稍煸，将肉粒放入煸炒，放入蒜泥、泡椒末同煸香取出；随后用余油炒豆瓣酱，待油呈红色出香时，加入黄酒、高汤熬5分钟后，将豆瓣酱等捞出，将蹄筋、煸好的肉粒下锅，加入酱油、绵白糖、胡椒粉、精盐，用中火烧制2分钟左右，再用大火收一下汤汁，放味精，然后用湿淀粉勾芡，起锅时放少许葱花，淋红油，装入盛器即成。

特点

色泽褐红明亮，咸鲜软糯，味道醇厚。

保健作用

具有滋阳虚，润精血，壮筋骨之功效。

平菇烧牛腩

主　　料：鲜牛肉1500克。

配　　料：鲜平菇1000克。

调 辅 料：精盐5克，味精3克，熟猪油100克，葱、姜各25克，桂皮10克，八角10克，黄酒25克，酱油50克，绵白糖30克，香油10克，湿淀粉15克。

烹调方法：烧。

制作过程

1. 加工：牛肉洗净改刀，焯水后过凉；平菇去根，焯水过凉；葱切段，姜切片。
2. 烹调：炒锅上火，注入猪油烧热，倒入牛肉煸炒，煸干水分，放入姜、葱、黄酒、酱油、绵白糖、桂皮、八角，加清水淹过原料，大火烧沸，撇去浮沫，转小火放糖、酱油烧制酥烂，放平菇转大火收稠汤汁，放入精盐、味精，拣去香料，加湿淀粉勾芡，淋入香油即成。

特点

牛肉酥烂，味道浓厚。

保健作用

具有益养血，强壮筋骨，适用于中青年，特别是重体力劳动者。

粉蒸牛肉

主　　料：牛肉（肋条）750克。

配　　料：籼米200克。

调 辅 料：酱油75克，白糖25克，黄酒50克，姜25克，甜面酱75克，八角10克，山柰10克，丁香2克，桂皮10克，葱8克。

烹调方法：蒸。

制作过程

1. 加工：将米淘净晾干，同八角、山柰、丁香、桂皮用小火炒成黄色后，取出凉凉磨成炒米粉。
2. 烹调：将牛肉洗净，切成长6厘米、宽1.5厘米、厚0.8厘米的片状，然后用甜面酱、酱油、白糖、黄酒、葱姜丝等拌匀，腌约1小时，均匀地拌入米粉，放入盛器上笼用旺火蒸制2小时至肉烂即可。

特点

酥香软糯，香味浓厚。

保健作用

具有强筋健骨，增强体力的功效。

四喜丸子

主　　料：鲜猪肉（肥七瘦三）1000克。

配　　料：鲜笋50克。

调 辅 料：精盐5克，黄酒25克，绵白糖5克，味精3克，酱油20克，葱、姜各10克，八角、花椒各2克，高汤500克，色拉油400克（实耗50克），鸡蛋1个，湿淀粉20克。

烹调方法：炖。

制作过程

1. 加工：将肉洗净，切成粒状，葱、姜、笋也切成粒状，然后再略斩（即细切、粗斩）放入盛器中，加入葱、姜、笋粒、黄酒15克、精盐2克、酱油20克、鸡蛋1个、湿淀粉20克，搅拌上劲，剩余葱姜拍松。
2. 烹调：锅置火上，用油滑锅后倒入色拉油，待油温达140℃左右时，将“肉馅”分成四等份，做成大丸子，入油锅炸至表皮金黄色时捞出；锅中留油25克，下八角、花椒、葱、姜炸出香味，加酱油、黄酒、白糖、高汤烧沸，捞掉调料不要，放入丸子烧开后，转入小火炖透，旺火收汁，加盐、味精调味，勾芡出锅装入盛器即成（如用砂锅炖可直接带砂锅一齐上桌，效果更佳）。

特点

鲜香酥嫩，肥而不腻。

保健作用

具有补气，健体，增强体质的功效。

砂锅羊肉

主　　料：鲜羊肉300克。

配　　料：胡萝卜100克。

调 辅 料：精盐5克，味精5克，酱油10克，黄酒25克，葱、姜各10克，辣椒油少许，羊肉汤750克，香菜15克。

烹调方法：炖。

制作过程

1. 加工：将羊肉洗净焯水，入锅用微火煮烂（约煮2小时），捞出凉凉，改成3厘米长的三角块；胡萝卜切滚料块后焯水；葱姜切丝；香菜切3厘米长段。
2. 烹调：锅上火放入羊肉汤和羊肉块烧开撇

去浮沫，加入酱油、黄酒、精盐、姜丝，煮开后倒入砂锅，在小火上慢炖至酥烂，放入味精，再加入葱丝、香菜段，带辣椒油碟上桌。

特点

汤鲜味浓，肉质酥烂。

保健作用

具有益气补虚之功效。

烧三鲜

主　　料：鳝鱼250克，带皮猪肘子肉250克，当年仔鸡（光鸡，约250克）。

配　　料：水发玉兰片50克，水发木耳25克。

调 辅 料：精盐10克，绵白糖20克，味精5克，香油25克，白胡椒粉10克，酱油50克，黄酒20克，醋10克，葱、姜、蒜各20克，花椒、八角各10克，香菜15克，高汤1000克，湿淀粉25克，色拉油1000克（实耗150克）。

烹调方法：烧。

制作过程

❶加工：将猪肘肉、鸡洗净，肘子肉切成2.5厘米见方的块，鸡改成同样大小的块，放入盛器中放少量酱油、黄酒拌匀腌渍10分钟；葱切段拍松，蒜切片，香菜切段；在鳝鱼背上剞一字刀纹，截成7厘米长的段，沸水焯水，洗去黏液。

❷烹调：锅置火上，用油滑锅后，倒入色拉油，待油温达160℃左右时，分别将鳝段、肘块、鸡块过油至表面上色，捞出沥油，锅留油50克烧热，放入花椒、八角、葱、姜、蒜炸香，放入肘块、鸡块、玉兰片、木耳，烹入黄酒、酱油、醋、精盐、白糖略煸，加高汤烧沸后转入小火慢烧30分钟，放入鳝段继续小火烧15分钟，至酥烂，转大火收汁加味精、胡椒粉，勾芡，淋香油，盛入器皿，撒上香菜即成。

特点

色泽棕红，鲜香味纯。

保健作用

具有补气强身之功效。

锅煽豆腐

主　　料：豆腐750克。

配　　料：鲜虾仁200克。

调 辅 料：精盐4克，味精2克，黄酒5克，熟猪油50克，葱5克，姜5克，酱油10克，香油5克，鸡蛋2个，干面粉5克，湿淀粉10克，高汤75克。

烹调方法：煽。

制作过程

❶加工：将豆腐改成5厘米长、3厘米宽、1厘米厚的长方片；虾仁砸成蓉，放碗中加入鸡蛋清、湿淀粉、精盐、黄酒、味

精搅拌均匀，葱姜切末，蛋黄、干面粉、精盐、黄酒调成蛋黄糊。

❷ 烹调：先将一半的豆腐摆在盘中，均匀地抹上虾蓉，再将另一半豆腐盖在虾蓉上，然后上笼蒸5分钟；锅上火烧热滑锅，加入猪油烧热，将蒸过的豆腐均匀地挂上蛋黄糊，整齐地滑入锅内，煎至两面呈淡黄色时，随即加入葱姜末、高汤、酱油、黄酒、味精，加盖用小火焖至汁尽，淋香油，装盘即成。

特点

质感软嫩，色泽金黄，口味鲜香。

保健作用

具有益气开胃，消除疲劳的功效。

板栗炒鸽子

主　　料：肥仔鸽2只（光鸽）。

配　　料：去壳（熟）板栗50克。

调 辅 料：精盐3克，味精3克，酱油10克，黄酒5克，绵白糖10克，葱、姜各10克，湿淀粉20克，色拉油500克（实耗50克），高汤少许。

烹调方法：滑炒。

制作过程

❶ 加工：将仔鸽清洗干净，剁成1.5厘米大的丁状，放入盛器，用少许酱油拌匀略腌；板栗改成相同形状；葱、姜切末；另取小碗加入高汤、酱油、味精、精盐、白糖、湿淀粉成兑汁芡。

❷ 烹调：锅置火上，用油滑锅后倒入色拉油，待油温达100℃左右时，将上过浆的鸽肉下入，迅速划开加入板栗，成熟后倒出沥油，锅留余油炸葱姜末，待出香后倒入主配料略煸，烹入黄酒，倒入兑汁芡，淋入明油出锅装盘。

特点

色泽棕红，栗香肉嫩。

保健作用

具有滋补气血，益气补中的功效。

烧羊杂

主　　料：新鲜羊肝、肺、肠、肚、血各150克。

配　　料：水发玉兰片50克，香菜20克，水发金针菇50克。

调 辅 料：精盐5克，味精3克，色拉油100克，葱、姜、蒜各15克，酱油10克，黄酒15克，醋5克，辣油少许，羊肉汤750克。

烹调方法：烧。

制作过程

❶ 加工：先将主料洗净，分别切成相同的片状，分别焯水；玉兰片切片焯水过凉，金针菇焯水过凉；葱切段，姜切块拍松，蒜切片，香菜洗净切段。

❷ 烹调：锅上火烧热，放入色拉油，入葱、

姜、蒜煸出香味，放入原料略煸，烹入黄酒、酱油、醋，加羊肉汤，大火烧开10分钟，转入小火烧透，加精盐、味精，出锅撒香菜，带辣油碟上桌即成。

特点

汤鲜味浓，口感软烂。

保健作用

具有强腰脊、壮筋骨、厚肠胃之功效。

■ 思考题

1. 婴幼儿及儿童的饮食原则是什么？自己编制两道食谱。
2. 青少年的饮食原则是什么？自己编制两道食谱。
3. 中年人的饮食原则是什么？自己编制两道食谱。
4. 老年人的饮食原则是什么？自己编制两道食谱。
5. 女性人员及孕产妇的饮食原则是什么？自己编制两道食谱。
6. 男性人员的饮食原则是什么？自己编制两道食谱。
7. 脑力劳动者的饮食原则是什么？自己编制两道食谱。
8. 体力劳动者的饮食原则是什么？自己编制两道食谱。

项目二　不同季节的食疗保健膳食原则及制作

学习目标

1. 了解和掌握不同季节的饮食原则。
2. 掌握不同季节食疗保健膳食的制作要求和方法。
3. 通过具体实例来掌握食疗保健膳食的制作。

任务 1　春季食疗保健膳食原则及制作

任务驱动

1. 了解和掌握春季食疗保健膳食的需要。
2. 了解和掌握春季食疗保健膳食制作。

知识链接

春夏养阳，秋冬养阴，是《黄帝内经》中一条重要的顺应四时的养生原则，同样也是饮食保健必须遵循的根本法则。《素问·四气调神大论》言："夫四时阴阳者，万物之根本也。所以圣人春夏养阳，秋冬养阴，以从其根。"同时《黄帝内经》在谈到人如何才能长寿时，明确指出："智者之养生也，必顺四时而适寒暑。"其意是聪明的人有一条重要的养生原则：必须顺应春夏秋冬阴阳消长的规律，适应寒热温凉的气候变化，只有这样，人才能长寿。其原因是天有三阴三阳、六气和五行（即金、木、水、火、土）。古人认为，人也有三阴三阳、六气和五行的运动。而自然气候的变化关系到阴阳、六气和五行的运动；人体的生理活动也取决于六经和五脏之气的协调。因此，认为人体的生理活动与自然变化是统一的道理；同时又认为自然界阴阳五行的运动与人体五脏六经之气的运动是相互适应的，这就是"天人一理，人身一小天地"，以及"天人相应"和"人与天地相参"的"天人一体"观。正如《黄帝内经》里所说的："五脏者，所以参天地，副阴阳，而连四时，化五节者也"。由此可知，人体的生理变化一定要适应自然界的气候环境。即不同季节的生理变化，病理变化，就需要相应的饮食。饮食顺应了四时，就可以保证体内阴阳气血平衡，使正气充足，这一点在养生保健、防病治病方面尤为重要。

一年之计在于春，四季如春。从这些古老的谚语中，可以看出春天在一年中的地位和人们对它的钟爱。春季春回大地，阳气上升，万物复苏，大自然脱掉衰秃的外衣，换上了秀美的新装。人的身体新陈代谢也开始旺盛，营养的消耗也相应地增加，冬日的贮藏在此也开始动用，人体也由于冬日营养摄取的不足要求在春季给予明显的补充；又因为春季乃多病时期，很多疾病好发于春季；加上人们珍惜大好的春光，争分夺秒地学习、工作，所以春季的营养供给显得十分的重要。

一、春季养生饮食原则

春季肝气旺，会影响脾，故春季易出现脾胃虚弱等病症，这时如果多吃酸味的食品，就会刺激肝脏的功能，使肝气更旺，因此会伤害脾胃之元气，而甜味的食品能补益脾气，要多食一些，此外还要多吃清淡的食物，不要多吃太油腻的食物。另外宜吃微温的食物，因温食有利于护阳，不宜吃生冷辛辣的食物。再者春季要多食新鲜的蔬菜，因春季过后，人的身体普遍出现维生素、无机盐不足的情况，所以在春季到来的同时，人们多发生口腔炎、口角炎、夜盲症、舌炎和皮肤病。出现这些情况都是因吃的新鲜蔬菜过少导致营养失调造成的，所以春天应多食新鲜蔬菜。

（一）多食含高热量的营养品

早春时期，乍暖还寒，人体为御寒需要消耗大量的热量。所以早春时节，应以高热量的食物为主，除谷物外，还应选用一些黄豆、花生、芝麻、核桃等食物，以便补充能量的不足。由于寒冷的刺激可使体内的蛋白质加速分解，导致人体抵抗力降低，所以，早春时期还需要补充优质蛋白质食物，如鸡蛋、鸡肉、鱼类、虾、牛肉和各种豆制品等。因这些食物中含有大量的蛋氨酸，而蛋氨酸具有增强人体耐寒的功能。

（二）要摄取足够的维生素和无机盐

春天的气候由寒逐渐转暖，早晚温差很大，同时也是各种细菌、病菌大量繁殖的时期，非常容易侵入人体而致病。所以在饮食上应摄取足够的维生素和无机盐。如多吃些含维生素C的小白菜、青椒、番茄、薹菜等蔬菜以及柑橘、柠檬等水果，以增强身体的抗病能力。另外还应多吃一些含维生素A的胡萝卜、苋菜等蔬菜，因其具有保护和增强上呼吸道黏膜及呼吸器官上皮细胞的功能，能抵抗各种病菌的侵袭。

（三）要多食一些含钙、糖的食物

主要多吃一些食用蕈类，如“三菇六耳”。因食用蕈类是春天的一种保健的营养品，此类食物清淡，也适用于春天食用。如黑木耳含有丰富的矿物质钙，而钙对人体的肌肉、心、脑等细胞的功能起主导作用；蘑菇含有蘑菇多糖，可以抵抗绿脓杆菌的侵袭；银耳富含银耳多糖，能提高人体吞噬细菌的能力。

（四）饮食要清淡，忌食油腻、生冷及刺激性食物

春季应由冬季的膏粱厚味转为清温平淡，在动物性食物上，应少吃肥肉等高脂肪食物，因为油腻的食物吃后容易产生饱腹感，人体也会产生疲劳现象。饮食宜温热，忌生冷。胃寒的人可经常吃点姜，以驱寒暖胃。饮食要营养均衡，不能暴饮暴食，避免引起肝功能障碍和胆汁分泌异常。

（五）饮食多食甜，少食酸，要养阳

春季应少吃一些酸味的食物，避免肝气过于旺盛。而甜味的食物入脾，能补益脾气，故可多吃一点，如大枣、山药、锅巴等。多吃一些温补阳气的食物，以使人体阳气充实，增强人体抵抗力，抵御风邪为主的邪气对人体的侵袭，因此在饮食上应多吃培补肾阳的食物。葱、蒜、韭等都是养阳的佳品。

（六）根据个人体质及病情对症食补

祖国医学提出，“春季养生当需食补”。但必须根据春天人体阳气逐渐升发的特点，选择平补、清补的饮食，以免适得其反。以下几种人最适宜在春天进补：中老年人有早衰现象者；患有各种慢性病而体形孱瘦者；腰酸眩晕、脸色萎黄、精神萎靡者；春天气候变化大，受凉后易反复感冒者；过去在春天有哮喘发作史，而现在未发作者；到夏天有夏季低热者。

凡属上述情况者，均可利用春天这个季节，根据个人体质及病情，选择适当的食补法，防病治病。虚寒体质者，可多食核桃、枸杞等偏温食物；湿气较重者，当食化湿的食物，如干荷叶、莲子等；老年人如有阴虚内热者，可先用清补的方法，如食用梨、莲藕、荠菜、百合、甲鱼、螺蛳等，此类食物食性偏凉，食后有清热祛火的作用，有助于改善不良体质。

二、春季饮食禁忌

（1）不宜选用辛、甘、微温的食物，也不宜吃酸涩之味的食物。

因辛甘发散为阳以助春阳，微温食物利于互阳，但不宜食大辛大热的食物，如生葱、生蒜应少食，以防肝阳之气升发太过而克脾，不利于人体的健康。

（2）应忌食河豚。

因其容易中毒。

（3）忌食油腻和生冷的食物。

如油条、肥猪肉等。

春天人体阳气上升，如选用温性的食物进补，往往会出现助阳升火的疾病，故应选用平补和清补的食物为好，如荞麦、豆腐、核桃、苹果、莲藕、荠菜、梨、百合等食物。

三、春季养生典型膳食制作

虾皮萝卜羹

主　　料：萝卜250克。

配　　料：虾皮30克，香菜20克。

调 辅 料：精盐5克，味精2克，熟猪油40克，葱花4克，姜丝4克，湿淀粉40克，高汤500克。

烹调方法：烩。

制作过程

①加工：将萝卜洗净后切成5厘米长的细丝，香菜切成细末。

②烹调：锅内放入熟猪油烧热后放入葱花、姜丝，炸香后，放入萝卜丝煸炒至萝卜发软，加入高汤和虾皮、精盐，用旺火烧沸后加入味精，然后用淀粉勾芡，撒上香菜末即可。

特点

汤鲜味浓。

保健作用

具有补钙补气的功效。

香椿拌豆腐

主　　料：嫩豆腐300克。

配　　料：香椿芽50克。

调 辅 料：精盐3克，味精2克，香油4克。

烹调方法：拌。

制作过程

①加工：将香椿芽洗净，用沸水焯一下，沥净水分，切成细末待用。

②烹调：嫩豆腐切成1.2厘米见方的块放入清水盆中，入微波炉用中火加热3分钟；然后将豆腐丁捞出，沥净水分装盘内，香椿末撒在豆腐丁上，加入精盐、味精和香油，然后用筷子拌匀，即可装盘食用。

特点

豆腐软嫩，香气浓郁。

保健作用

具有涩肠、止血、固精、燥湿等功效。

芦蒿炒鸡片

主　料：鸡脯肉200克。

配　料：芦蒿200克。

调辅料：精盐3克，味精2克，黄酒3克，香油3克，干淀粉10克，湿淀粉20克，鸡蛋清1个，鸡汤50克，色拉油500克（约耗70克）。

烹调方法：滑炒。

制作过程

1. 加工：将芦蒿洗净，切成一寸长的段，用精盐略腌，挤干水分待用；鸡脯肉放砧板上，用刀顺丝切成5厘米长、0.2厘米厚的柳叶片，加精盐、味精及鸡蛋清、干淀粉抓拌上浆。
2. 烹调：炒锅置火上，倒入色拉油，烧至60℃左右时，将鸡片下锅滑油，用手勺推散，鸡脯呈白色时，倒入漏勺沥油；炒锅再上火，放入色拉油25克烧热，下芦蒿煸炒，见色呈碧绿，加黄酒、味精、精盐及鸡汤少许，用湿淀粉勾芡，滑入鸡片，颠翻炒锅，淋香油，起锅装盘即成。

特点

芦蒿清爽脆嫩，鸡肉洁白鲜嫩。

保健作用

春天吃芦蒿，可以祛百病，消寒气，清心火，化痰止咳。

红烧刀鱼

主　料：刀鱼4条（约500克）。

配　料：冬笋50克。

调辅料：精盐4克，味精3克，猪板油30克，酱油4克，黄酒5克，绵白糖3克，醋2克，葱段5克，姜片5克，熟猪油75克，湿淀粉10克。

烹调方法：红烧。

制作过程

1. 加工：将刀鱼刮鳞、去鳃，用竹筷从鳃部伸入鱼腹，绞出内脏，洗净后斩去尾鳍，逐条排放盘内，抹上酱油待用；冬笋切成片，猪板油切成小丁。
2. 烹调：炒锅置火上，放熟猪油烧至160℃左右时，将刀鱼从盘中滑入，边煎边晃动锅，煎至淡黄色，翻身再煎另一面；在煎的过程中，边煎边放入猪板油丁、冬笋片、葱段、姜片，稍煎，加黄酒、白糖、酱油、精盐、醋及清水少许略烧，加味精，用湿淀粉勾芡，晃动炒锅，淋入明油少许，大翻锅，从头至尾滑入盘中即可上桌食用。

特点

鱼肉鲜嫩，汁芡明亮。

保健作用

刀鱼含有较多的脂肪，并含有大量的维生素、钙质和磷酸盐，是幼儿生长发育的滋补品。

葱油黄瓜卷

主　　料：黄瓜400克。

调 辅 料：绵白糖20克，盐4克，味精5克，葱25克，香油10克。

烹调方法：炝。

制作过程

❶ 加工：将黄瓜横刀切成一寸长的段，再将黄瓜用旋刀法旋成整片，去除瓜瓤，使其成黄瓜卷，葱切成末。

❷ 烹调：将黄瓜用盐腌渍20分钟，再加入白糖、味精腌10分钟；葱末用香油煸炒一下，使葱味进入香油里，滤出葱留油，在腌好的黄瓜上淋葱油即可食用。

特点

葱香味浓，口感脆嫩。

保健作用

具有清热利尿、解毒消炎、减肥和美容的功效。

鸡蓉菜心

主　　料：鸡脯肉150克，油菜心175克。

配　　料：熟火腿15克，熟蛋糕10克，生肥膘25克。

调 辅 料：精盐3克，味精2克，黄酒10克，鸡蛋清50克，湿淀粉10克，色拉油500克（实耗100克）。

烹调方法：软炸。

制作过程

❶ 加工：鸡脯肉和生肥膘一起拍成细蓉，加入鸡蛋清、黄酒、精盐、味精、湿淀粉调成鸡蓉粥；油菜削成夹洗净，火腿、蛋糕均切成米粒形。

❷ 烹调：锅上火烧热后加入色拉油，待油热到120℃左右时，将油菜心挂鸡蓉糊，撒上火腿、蛋糕末入锅中浸炸至熟时捞出装盘即可食用。

特点

油菜碧绿爽脆，外脆里嫩。

保健作用

油菜，又名芸薹，属十字花科植物。古书云：冬月种之，能历霜雪，故又谓之寒菜，其性味辛、温、无毒，其主要含有蛋白质、B族维生素、维生素C、维生素D。鸡肉含有大量的蛋白质等营养成分。

春韭炒蛏子

主　　料：竹蛏1000克。

配　　料：春韭150克。

调 辅 料：精盐3克，味精2克，黄酒5克，白胡椒粉3克，葱段7克，姜末5克，湿淀粉适量，色拉油100克。

烹调方法：炒。

制作过程

❶ 加工：将竹蛏洗净去泥沙，剥去外壳取蛏肉，撕去韧带，分别将水管、蛏体剖开，刮去内脏，洗净泥沙，放入黄酒、姜、葱、盐，略腌3分钟；韭菜洗净，切成3厘米长的段。

❷ 烹调：锅放火上，放一小勺色拉油，烧至略起烟时，将蛏肉倒入，迅速煸炒，呈白色时盛入盘中；锅再放火上，放一勺油，将韭菜倒入迅速煸炒，加入盐、白胡椒粉、味精，淋入湿淀粉使卤汁变稠，倒入蛏肉拌炒均匀即可上桌食用。

特点

韭菜翠绿，蛏肉鲜嫩。

保健作用

补胃壮阳有健胃、提神、温暖作用。

菜薹凤翼

主　　料：鸡翅10只（约重750克）。

配　　料：菜薹10根，火腿肠1根。

调 辅 料：精盐2克，蚝油5克，味精2克，酱油3克，湿淀粉5克，干淀粉适量，色拉油50克。

烹调方法：蒸，熘。

制作过程

❶ 加工：将鸡翅去净杂毛，用刀剁去两头，取中段，再一分为二，然后去骨，加盐、味精略腌，用手抓黏后拍上干淀粉；菜薹洗净，用刀切成6厘米长的段；火腿肠去外皮，用刀切6厘米长、0.6厘米见方的条；将两根菜薹和一根火腿肠穿入鸡翅中，形成生坯。

❷ 烹调：炒锅上火，放满水，加一勺油，待水烧至快开时，将鸡翅汆烫后迅速捞出，放盘中，再入笼中蒸10分钟后取出；炒锅再放火上，注入色拉油，放入酱油、蚝油、精盐、味精调成汁，淋入湿淀粉勾芡，将稠卤淋于鸡翅上即可上桌食用。

特点

造型美观，色泽明亮，咸鲜适中。

保健作用

菜薹是油菜抽薹而成的，多为春季上市，色泽碧绿，口味爽脆，营养丰富。其性味辛、温、无毒。其主要含有蛋白质，多种维生素。鸡肉性味甘、咸、平。鸡肉含蛋白质、脂肪等。此菜是将鸡翅去骨后，用菜薹替换鸡骨，也称“偷梁换柱”。

炒田螺

主　　料：田螺1000克。

调 辅 料：精盐5克，味精2克，干辣椒10克，八角2克，桂皮2克，酱油5克，绵白糖5克，葱段10克，姜片10克，蒜片10克，色拉油50克，高汤200克。

烹调方法：炒。

制作过程

1. 加工：将田螺放入清水中静养两天，使其吐尽泥沙，用钳子将田螺尾部夹断，以利入味和吸食，再用清水洗净；干辣椒用刀切碎。
2. 烹调：锅放火上烧热，放一大勺油，烧热后放干辣椒、葱、姜、蒜，炒香，放田螺煸炒后，加高汤、酱油、绵白糖、精盐、味精、八角、桂皮烧开，去浮沫，调小火加盖烧20分钟，改用大火收汁即可装盘上桌食用，食用时用牙签。

特点

肉质鲜嫩，口味咸辣。

保健作用

田螺具有利大小便，清暑解渴，治疗黄疸等功效。

蛋黄蚕豆

主　　料：蚕豆500克。

配　　料：熟鸭蛋黄2个，春笋50克，香菇10克。

调 辅 料：精盐3克，味精2克，葱5克，姜5克，黄酒4克，绵白糖5克，高汤100克，湿淀粉10克，色拉油100克。

烹调方法：炒。

制作过程

1. 加工：将蚕豆去壳取仁，洗涤干净；鸭蛋黄切小丁；春笋去外壳后切小丁，放水中煮5分钟，去掉涩味后放入清水中洗净；香菇放温水泡开，洗去泥沙后切成小丁；将蚕豆瓣放入沸水中煮3分钟后，捞出放入冷水中使其色绿鲜艳。
2. 烹调：锅放火上，放少许油，烧热后，放入葱花、姜末炒香，将蚕豆、笋丁、香菇丁入锅中合炒均匀后，放入高汤，汤要没到原料一半处，加黄酒，撒盐、味精、少许糖略烧2分钟，将湿淀粉淋入锅内使汤汁发稠，撒上蛋黄丁即可装盘上桌食用。

特点

色泽黄绿相间，口感鲜香脆嫩。

保健作用

此菜具有治疗心悸、生肌长肉的功效。

任务2　夏季食疗保健膳食原则及制作

◎ 任务驱动

1. 了解和掌握夏季食疗保健饮食需要。
2. 了解和掌握夏季食疗保健膳食制作。

◎ 知识链接

《黄帝内经》里有言："夏三月，此谓蕃秀，天地气交，万物花实。夜卧早起，无厌于日；使志无怒，使华英成秀，使气得泄，若所爱在外。此夏气之应，养长之道也。逆之则伤心，秋为痎疟，奉收者少，冬至重病。"主要说明的是夏季自然规律的变化，夏季天气下降，地气上腾，天地之气相交，其大地上的植物开花结果，长势茂盛，人们根据夏季规律性特点，应注意和讲究养生之道，应每天到夜晚就睡觉，清早要早起，不得贪睡，天亮早了，也不要厌烦说天太长了，另外要保持精神的愉快，切勿发怒，要使其思想精神来密切适应夏季自然万物的茂盛蕃秀的需要，对周围的事物保持有兴趣的状态，其也是养生的方法。如果不这样，违背了夏季规律性的变化，就会很自然地损伤"五脏"中的心脏，这样到了秋天就会容易发生疟疾病，并且会在冬季再次发生疾病。

夏天气温高，人体出汗较多，饮水也较多，胃酸被冲淡，消化液的分泌相对地减少，消化功能减弱会使人的食欲不振。再者，由于天热，人们喜欢多食一些生冷的食物，从而造成了肠胃功能的紊乱，形成了脾胃的不易消化。另外，人们有时又吃了不洁的食物引起肠胃的疾病，因此，夏季应多吃清淡而又能促进食欲的食物。另外还要注意多补充有营养的食物和注意饮食卫生等。

一、夏季养生饮食原则

夏季由于天气炎热，人体热量消耗很大，人们一般食欲不振，消化能力不强，不愿多吃高热量和肥腻的食物，但是如果不吃这些有营养的食物的话，人体就会出现四肢无力，头昏脑涨，甚至气虚浮肿等营养不良等症状，从而使人的体质迅速下降。所以在膳食结构的调配上，应少食一些肉类，多食一些新鲜的豆制品、蔬菜、瓜果、绿豆、凉拌菜等清爽清淡的食品。在调味方面，可以加一些蒜泥和芥末，起到杀菌、清暑和增进食欲的作用，另外，在烹饪方面要注意食物的色、香、味、形的组合，以引起人们的食欲。

（一）多食含有维生素的瓜果蔬菜及谷物类

夏天气温很高，人体内维生素的新陈代谢加快，汗液排出的水溶性维生素增加，尤其是维生素C。所以在夏季人体的维生素需要量比其他的季节要高出一倍以上，而维生素B_1、维生素B_2、维生素C及维生素A、维生素E等对提高耐热能力和体力有一定的作用。因此在夏天要多食一些新鲜的蔬菜和水果，因它们具有清热去暑的功效，如冬瓜、丝瓜、南瓜、菜瓜、西瓜、番茄、嫩藕、绿豆芽、茄子、苋菜、杨梅等。另外还要多食含B族维生素的谷物类，如豆类、动物的肝脏、蛋乳类、瘦肉类等食品。

（二）要补充足够的蛋白质

在夏天高温的环境中，人体的组织蛋白分解增加，尿液中排出很多肌酐和汗氮，从而引起负氮平衡。因此，蛋白质的摄取量应较其他的季节上增加10%～15%，每天的供给量必须达到100克左右为宜，其中以鱼、肉、蛋、奶和豆制品为好。

（三）要多食汤水和含无机盐的食品

在夏天高温的环境中，人体需要排出大量的水分，其中大量的汗液中含有较多钠与钾，所以要补充足够的水和无机盐。水的补充最好是量少多饮，这样可使排汗量减慢，从而减少了水分的蒸发量。汗液中除含有钠、钾外，还含有钙、铁、铜、锌、硫、磷、锰、铬等，同样能引起机体新陈代谢和酸碱平衡的紊乱，从而影响了人的耐热能力，使人容易中暑，所以，在夏天要多食用一些汤水和无机盐，如豆浆、皮蛋淡菜粥、莼菜汤、蚕豆粥、银耳汤、酸梅汤、渣涝羹、百合粥、冬瓜汤、西瓜皮汤、绿豆汤，因它们都属凉血清暑之物，食后既能生津止渴、清热解暑、清胃润肠、化痰、凉血，又能保养身体。

（四）多食用一些苦味的食品

孔子在《论语》中提到过，“夏多苦”中的“苦”不但是指清淡的食物，还包括了食物本身的苦味。也就是说人在一年四季中都应当进食一些苦味的食物，夏季尤其要多吃一些。苦味的食物所含的生物碱类物质具有消炎退热、促进血液循环、舒张血管和利尿的药理作用。在夏季多食些苦瓜、苦菜、啤酒、咖啡、茶水、可可等食物，不仅能增进食欲、利胃健脾，而且可以清心除躁、提神醒脑、消炎去暑。但是苦味食物在食用的时候不能“苦”得难以下咽，要掌握好尺度为宜。

二、夏季饮食禁忌

要注意饮食卫生。夏季气温较高，各种食物容易被细菌污染，所以要注意饮食的卫生。尤其在做凉拌菜时，砧板和刀具要专用，有条件的最好用酒精进行消毒，手也要进行消毒。菜里最好加点醋和蒜泥，不但能增加菜肴的风味，而且能增加人的食欲，且有助于消化，还具有杀菌解毒的作用，以预防肠胃疾病的发生。另外在做冷冻的菜肴时一定要用凉开水，绝对不能用未经消毒的冷水去做。

不可多吃冷肥的食物。因冷肥的食物容易导致胆结石等疾病的发生和使心血管收缩，从而引起心脏的负担加重，尤其对有心血管病的人不利。因此，在夏天不宜吃太多的冷肥食物。

不可多食冰、冷的食物。在夏天，虽然冰冷的食物好吃，又能解渴去暑，但是不得多食。这是因为多吃冰冷的食物后，容易诱发肠胃的痉挛，引起腹痛和腹泻，即使现在不发生，到了秋季也容易发生疾病。另外，还应注意在大汗之后一定不要饮过量的冷饮，因冷饮饮用太多，不仅不能尽快地补充体内的无机盐和水分，反而冲淡了胃液，从而降低了胃液的杀菌力，致使微生物通过胃肠道引起胃炎、肠炎、痢疾等疾病，尤其是有慢性胃炎的患者。

不可把饮料和啤酒当水喝，因饮料大多含有较多糖分，饮料中的糖分越高，渗透压也越高，也越不易为细胞所吸收，反而会带走细胞内的水分，引起体内失水。因此，饮料很难解渴，经常暴饮，这对消化道是一个很强的刺激，会引起消化道异常蠕动而功能紊乱，最终导致腹痛、腹泻等疾病的发生。

三、夏季养生典型膳食制作

烧茄子

主　料：茄子2个。

配　料：猪瘦肉70克。

调 辅 料：精盐7克，味精3克，辣椒油5克，绵白糖10克，酱油7克，醋5克，大蒜5颗，葱30克，干淀粉5克，高汤200克，色拉油500克（实耗50克）。

烹调方法：烧。

制作过程

1. 加工：将猪肉切成丝，用盐、酱油和淀粉进行上浆；葱切段，大蒜切成片；将去皮洗净后的茄子切成滚刀块。
2. 烹调：锅置火上，倒入色拉油，油温60℃左右时，把上好浆的猪肉丝进行滑油捞出；再将油烧至180℃左右时放入茄子，炸至金黄色，锅里留少许油，把大蒜、葱和辣椒油放入锅内炸出香味，依次放入猪肉丝、茄子、白糖、精盐、醋、高汤，用大火烧开后，转用小火烧至酥烂后加入味精即可食用。

特点

茄子软糯鲜香，色亮味浓。

保健作用

茄子具有散血止痛利尿、解毒的作用，此菜具有补气益肝的作用。

水晶扣肉

主　料：带皮五花肉750克。

配　料：冬瓜200克。

调 辅 料：精盐3克，酱油10克，绵白糖50克，冰糖50克，葱白10克，湿淀粉20克，色拉油500克（实耗50克）。

烹调方法：焖。

制作过程

1. 加工：将五花肉洗净，切成块，放入锅内加水大火煮开，撇去血沫，当煮至八成熟时捞出，用酱油涂抹肉质和肉的表皮部分；

将冬瓜切成条。

❷ 烹调：锅置火上，倒入色拉油，油温160℃左右时放入煮好的五花猪肉块，炸至皮金黄色；将肉块皮朝下放入碗中，加入冬瓜条，撒上葱白、精盐、白糖，上笼屉蒸至酥烂取出扣入盘里；沥出肉汁，另起锅加水把冰糖放入熬化，再加入肉汁，开后用湿淀粉勾芡，浇在猪肉上面即成。

特点

肉质软烂，入口即化，口味甜香。

保健作用

具有滋阴润肺、止咳、清热解毒、补益五脏的作用。

咸水猪肚

主　　料： 猪肚2只（约重750克）。

调 辅 料： 精盐5克，味精3克，黄酒5克，姜片10克，葱段10克，花椒4克，醋3克，面粉50克。

烹调方法： 煮。

制作过程

❶ 加工：将猪肚刮去黏液，剪去油筋，用精盐、醋、面粉揉搓，再用清水冲洗干净。

❷ 烹调：将洗净的猪肚放入开水锅内煮10分钟捞出，用手撕去白衣、老皮，洗净后放入砂锅内；用清水浸泡猪肚，加入黄酒、姜片、葱段，用旺火烧开后，小火焖烧1小时左右，待用竹筷插动时捞出，放在一平盘内，另用平盘压在猪肚上，使肚身平坦；取原汤三分之一，加入花椒、精盐烧开，待盐溶化后加适量味精，放在盆内；待猪肚压平后浸入盐水中，冷却后改刀成片装盘即可上桌食用。

特点

口味咸鲜，质感爽脆。

保健作用

猪肚对脾胃虚弱，痨病虚弱，以及小儿、妇女胎前产后有一定的食疗效果。

茭白炒肉丝

主　　料： 猪瘦肉200克。

配　　料： 茭白200克。

调 辅 料： 精盐4克，味精2克，绵白糖3克，黄酒5克，葱、姜末各5克，鸡蛋清1个，湿淀粉10克，色拉油500克（实耗50克）。

烹调方法： 滑炒。

制作过程

❶ 加工：茭白洗净去皮切成细丝；猪肉洗净切成长6厘米、粗0.2厘米的丝；用鸡蛋清、精盐、湿淀粉将肉丝上浆。

❷ 烹调：锅置火上，倒入色拉油，待油温升至60℃左右时，下入浆好的肉丝，待肉丝成熟后捞出，锅中留少许油，下葱末、姜末炒香，放入茭白丝，加入精盐、味精、

糖、黄酒炒拌均匀，接着加入肉丝，炒拌均匀即可上桌食用。

特点

肉丝鲜嫩，茭白爽脆。

保健作用

茭白主要的功能是利尿，止消渴，解酒毒，压丹石毒（包括高血压）。此菜与肉丝一同炒，荤素相宜，其味更佳，是很好的夏季养生菜肴之一。

洋葱猪排

主　　料：猪里脊肉400克。

配　　料：净洋葱150克。

调 辅 料：番茄沙司50克，辣椒油20克，胡椒粉7克，味精2克，精盐4克，色拉油200克，面粉50克。

烹调方法：煎。

制作过程

❶加工：将猪肉切成10大片，用刀背轻轻把肉拍松拍薄，撒上少许盐、胡椒粉，拍上面粉待用；洋葱切成丝。

❷烹调：将煎盘或平底锅烧热，放入油，待油温120℃左右时，将猪排一片片放入油内，用小火将肉排煎至两面成金黄色时熟透即可；把煎盘或平底锅内剩油倒出，放适量净油，加入洋葱丝炒至发黄、出香味时倒入番茄沙司炒透，烧2~3分钟，加少量水，烧沸后，放入煎好的猪排，加精盐、胡椒粉、辣椒油、味精，调好口味，稍焖2~3分钟即可装盘上桌食用。

特点

猪排干香明亮，具有西菜的风味。

保健作用

洋葱对脾胃失和，气瘀，饮食减少，腹胀，腹泻有一定功效。

冬瓜鱼尾汤

主　　料：草鱼1000克。

配　　料：冬瓜300克。

调 辅 料：精盐4克，味精2克，葱段2个，生姜3片。

烹调方法：炖。

制作过程

❶加工：将草鱼宰杀后刮鳞、去鳃，开膛去内脏，洗涤干净后，切下鱼的1/2，用布将鱼尾抹干，再薄薄抹一层盐；冬瓜洗净，切薄片待用。

❷烹调：另起锅加油烧热后，放入葱、姜炸香后放入草鱼尾略煎一下后，转入瓦煲内，加清水至煲的2/3满，放火上煲滚后，加入冬瓜、味精再煲至大滚后即可上桌食用。

特点

鱼肉鲜嫩，汤鲜味浓。

保健作用

冬瓜的作用有：清肺热、化痰、排脓、解毒、利尿功效，另外冬瓜的皮和瓤具有利小便、消水肿的作用。

丝瓜豆腐

主　　料：嫩豆腐250克。

配　　料：嫩丝瓜300克。

调 辅 料：精盐4克，味精2克，色拉油20克，葱丁、姜末各5克，高汤300克，湿淀粉30克。

烹调方法：烧。

制作过程

1. 加工：将丝瓜去皮，洗净，切成滚料块；豆腐切成长方厚片。
2. 烹调：锅置火上，倒入色拉油，待烧至180℃时将豆腐放入炸至两面呈金黄色时取出沥油，锅留油少许，放入葱、姜炸香，然后放入豆腐、高汤、精盐、味精，汤沸后，放丝瓜块，用小火烧3分钟左右，再用大火收汁，用湿淀粉勾芡出锅。装盘时把豆腐放盘中间，两边放丝瓜，最后把剩余的汤汁浇在上面即可上桌食用。

特点

汤浓味鲜，豆腐软嫩。

保健作用

此菜具有生津、清热、散瘀、解毒之功效。

绿豆薏米粥

主　　料：绿豆100克，粳米100克。

配　　料：薏米50克，杏仁15克。

烹调方法：煮。

制作过程

1. 加工：将上面的各种原料用清水洗涤干净。
2. 烹调：铁锅放清水，把上面的原料放入锅里用大火烧开后，改用小火炖1小时后，至汤汁黏稠时即可食用。

特点

汤汁浓稠，口感软滑。

保健作用

绿豆能健脾益胃，利水除湿，清肺热。主治脾胃虚弱，小便不利，妇女带下，或脚气肿痛等各种症状的疾病。

家常泥鳅

主　　料：活泥鳅500克。

调 辅 料：精盐3克，味精2克，黄酒5克，辣椒10克，酱油10克，八角2克，花椒2克，葱、姜、蒜各10克，色拉油500克（实耗70克），高汤300克，蛋清少许。

烹调方法：烧。

制作过程

1. 加工：将泥鳅放入一大盆中，加入少许蛋清活养一天，以除去黏液，用剪刀剪去头尾，划开腹部，去除内脏洗净。
2. 烹调：锅上火倒入色拉油，烧至160℃左右时，放入泥鳅炸至六成熟捞出；另起锅放少许油烧热后，依次放入八角、花椒、葱、姜、蒜调料进行炸香后，放入炸好的泥鳅，放入黄酒、酱油、精盐、味精、辣椒等调料，加入高汤，用大火烧开后，改用小火炖至泥鳅酥烂即可装盘上桌食用。

特点

泥鳅酥烂，口味浓郁。

保健作用

泥鳅功效有补脾益气，祛除湿邪。主治脾虚瘦弱，体倦乏力，黄疸，小便不利。

鲫鱼蒸蛋

主　　料：活鲫鱼1条（约重300克）。

配　　料：鸡蛋4个。

调 辅 料：精盐3克，味精2克，黄酒5克，色拉油20克，葱段8克，姜片10克。

烹调方法：蒸。

制作过程

1. 加工：将鲫鱼宰杀后去鳞、去鳃、剖腹去内脏，用刀将其一劈两片洗净。
2. 烹调：炒锅上火，加油烧热，投入葱段、姜片煸香，将鲫鱼放入，两面略煎一下，烹入黄酒，加入水，用旺火烧开，改用中火烧至汤汁浓白时离火待用。

   将鸡蛋磕入碗中，加入少许盐调散，加鱼汤调匀后放入味精与盐，将鲫鱼放入（皮朝上），上笼用小火蒸约20分钟，熟后取出上桌即可食用。

特点

鱼肉鲜嫩，鸡蛋滑爽。

保健作用

鲫鱼的功效是：健脾开胃、利水消肿。主治脾胃虚弱，少食乏力，呕吐或腹泻；脾虚水肿，小便不利；气血虚弱，产后乳汁不足等。此菜尤其适合老人、小孩和体弱者食用。

任务3　秋季食疗保健膳食原则及制作

◎ 任务驱动

1. 了解和掌握秋季食疗保健饮食原则。
2. 了解和掌握秋季食疗保健膳食制作。

◎ 知识链接

《黄帝内经》说："秋三月，此谓容平，天气以急，地气以明。早卧早起，与鸡俱兴；使志安宁，以缓秋刑；收敛神气，使秋气平；无外其志，使肺气清。此秋气之应，养收之道也。逆之则伤肺，冬为飧泄，奉藏者少。"意思是说，秋天天气干燥，气候逐渐转凉，秋气肃杀，万物开始收敛，要使神志安宁，以避肃杀之气，并要收敛神气而勿外露，顺从秋收肃杀之气，从而使肺脏得以清净，这就是秋天保养秋收之气的方法。

秋季气候干燥，常有凉燥之感，由于气候凉爽，人们喜食姜辛温之物。但辛温太过，则易伤肺致咳，肺与大肠相表里，也易伤及大肠而出现大便干燥难排的现象。因此在秋季切忌过量食用煎炸动火之物，饮食宜润燥生津、润肺止咳、润肠通便之品，如百合、蜂蜜、芝麻、核桃肉、雪梨等。

秋天天高气爽，夏日的炎热刚刚过去，天气渐渐变得凉爽，人体内的消耗开始减少。秋季以燥为特点，人们在秋季会感到咽干鼻燥、皮肤干裂、咳嗽痰少、发热、口渴欲饮。秋季是夏日人体大量消耗能量的供应站，因人体在夏日大量消耗的营养需要在秋季供给，另外，秋季还是冬日寒冷天气来临前的物资准备和供应阶段，总的来讲，秋季因其自身的特点，而不得不让我们特别注意与之相适应的饮食营养。

一、秋季养生饮食原则

秋天，是从立秋之日算起的，到立冬之日为止，其间经过了处暑、白露、秋分、寒露、霜降五个节气，并以中秋作为气候的转化分界，在《管子》里指出："秋者阴气始下，故万物收。"这里的阴气始下，是说在秋天由于阳光渐渐减少，而阴气逐渐地生长起来；万物收，是指万物到了成熟期，该收获了。从秋季的气候特点来讲，由热转寒是"阳消阴长"的过渡时期。人的生理活动随夏长到秋收而相应的改变。因此，秋季养生皆离不开收养这一原则，也就是说，秋天养生一定要把保养体内的阴气作为首要的任务来对待。正如《内经》里所说："秋冬养阴"。所谓的秋冬养阴，是指在秋天一定要养收气，养藏气，以适应自然界阴气渐生的规律，从而为来年阳气打下良好的基础，不应因耗精而伤阴气。那么秋季从饮食方面来讲，又如何保养人体的阴气呢。

（一）要注意防止热量过剩

一般人到了秋季，由于气候宜人，食物丰富，往往进食过多。摄入热量过剩，会转化成脂肪堆积起来，使人发胖，俗话称“长秋膘”。在秋季饮食中，要注意适量，而不能放纵食欲，大吃大喝。

（二）饮食特别注意不要过于生冷

由于秋季天气由热转凉，人体为了适应这种变化，生理代谢也发生变化，饮食特别注意不要过于生冷，以免造成肠胃消化不良，发生各种消化道疾患。所以提出“秋宜温”的主张，也就是说秋天要避免吃些凉和性寒的食物，应当多吃一些温性食物。

（三）要多食一些能滋阴润燥养肺的食物

燥为秋季的主气，又称秋燥，其气清肃，其性干燥，特别是久晴未雨，燥邪伤人，易损人体的津液，因此要特别注意养阴清热，润燥止渴，定神清心。在平时要多吃一些滋阴润燥的食物，才能够有效地防止燥邪对人体的侵袭。所以要多吃一些银耳、蜂蜜、饴糖、乳制品、芝麻、核桃、猪肺、糯米等，这些食品可以起到滋阴润肺、养血的作用。

（四）要多摄取维生素多的食物和水分多的食物

因为秋天空气的湿度小，风力大，人体的汗液也蒸发的较快，所以皮肤也易干燥，特别是人体的大部分水溶性维生素，如维生素B_1、维生素B_2、维生素C等，也会随人体的汗液而蒸发掉，因此，在秋季应重视水分的补充和维生素的补充与摄取，所以要多吃一些含水分大的水果和含水溶性维生素多的食物。如多食一些苹果、葡萄、杨桃、柠檬、柚子、梨、萝卜、荸荠、番茄、桃子、桂圆、白果、百合等食物。

二、秋季饮食禁忌

少辛增酸。所谓的少辛增酸，就是要少吃一些辛辣味的食品。因秋天肺气盛，少吃辛辣的食物，是防止肺气太盛。所谓的增酸是指增加肝脏的功能，以抵御过盛肺气侵入，所以在秋季要少吃一些辛辣的葱、辣椒、大蒜、韭菜等辛辣的食物，而要多吃一些酸味水果和蔬菜。

饮食不要过于贪凉喜冷，也不宜过热，如羊肉、鳝鱼、辣椒、生蒜、烈酒类等都不可多食。因为热性食物容易动阳气，阳气不能潜藏，久而久之，容易生阴虚之病。另外过于冷冻的食物也不要食用，如从冰箱里刚拿出的西瓜。一些食性凉的蟹类也不要多食。

要防秋瓜坏肚。秋天是各种瓜果收获的季节，有大量的瓜果上市，这些瓜果大多是有益身体健康的。但民间素有“秋瓜坏肚”之说。因此，瓜果虽甜美，却不可多食，否则有损脾胃的阳气。特别是老年人不能随意多食。另外，瓜果在吃前一定要洗涤干净后再食用，以防肠道传染病的发生。

三、秋季养生典型膳食制作

砂锅豆腐

主　　料：豆腐200克。

配　　料：瘦猪肉100克，鸡肉50克，口蘑30克，海米10克，玉兰片（水发）50克，火腿20克，豌豆苗5克。

调 辅 料：精盐6克，味精4克，高汤500克。

烹调方法：炖。

制作过程

❶加工：将豆腐入冷水锅小火煮5分钟取出，切成长方块；将口蘑泡软洗涤干净，将鸡肉、猪肉都切成片；将玉兰片和火腿也切成片。

❷烹调：将砂锅加入高汤烧开，依次加入豆腐、火腿、猪肉、海米、鸡肉、口蘑、玉兰片，用文火炖20分钟后，加入盐、味精、豌豆苗，烧开，即可食用。

特点

豆腐软嫩，口味鲜香。

保健作用

豆腐具有宽中益气、清热散血、消胀利水的功效。此菜的功用有益气和中、生津润燥、补肾养血、补气养胃的作用。

萝卜炖羊肉

主　　料：羊肉750克。

配　　料：白萝卜250克，胡萝卜50克。

调 辅 料：精盐6克，味精5克，黄酒20克，葱、姜各20克。

烹调方法：炖。

制作过程

❶加工：将羊肉洗净入锅加水煮沸后，撇去浮沫，放入白萝卜，再加水烧沸，然后去除萝卜及水，捞出羊肉切成4厘米见方的块；将胡萝卜洗净，切成小块。

❷烹调：将羊肉块入锅，加适量水，依次加入姜、葱、黄酒，先用大火烧开后改用中火炖至羊肉酥烂时再放入胡萝卜、精盐、味精，煮熟后出锅即可食用。

特点

羊肉酥烂，汤味鲜美。

保健作用

此菜的功能有温补肾阳、健脾益胃、散寒利湿，并具有明显的补气功效。

拔丝苹果

主　　料：苹果500克。

调 辅 料：白糖200克，鸡蛋1个，淀粉150克，面粉30克，色拉油100克（实耗75克）。

烹调方法：拔丝。

制作过程

❶加工：把苹果洗净削皮去核，切成小块，用面粉拌匀；取一小碗，放入淀粉和面粉，加入水和鸡蛋，调成稀糊状。

❷烹调：炒锅放置火上，注入色拉油烧到120℃左右时，把苹果挂上糊下入油锅中炸一遍，待油温升至180°C左右时，再炸一遍；另起锅放在火上，加入少许清水和白糖进行熬糖，待糖熬到溶化无水分冒气泡色呈金黄色时（俗称出长丝时），把炸好的苹果放入锅里进行翻拌至糖液全部裹到原料上即可装盘食用（注意油炸苹果和熬糖要同时进行）。

特点

外脆里嫩，酸甜适口。

保健作用

具有健脾益胃、生津止渴、润肺化痰、除烦解暑、开胃醒酒的作用。

山楂栗子羹

主　　料：山楂150克。

配　　料：豆浆1000克，板栗100克。

调 辅 料：绵白糖150克，湿淀粉10克。

烹调方法：烩。

制作过程

❶加工：将山楂洗净，去子；板栗用刀砍开口后，用沸水烫一下，剥开壳和衣，用刀切成黄豆粒大小的丁。

❷烹调：山楂和板栗分别放入碗中，上笼蒸40分钟至软糯取出；山楂捣烂成泥，越细越好；将山楂和豆浆一起搅和均匀，倒在一干净锅中，上旺火煮沸，加入白糖，用湿淀粉勾芡搅匀，撒入蒸好的板栗，分盛于小碗中即可食用。

特点

汤浓味香，板栗软糯。

保健作用

山楂又名“红果”，以个大、色红、肉厚者为佳，日常食之可健脾开胃、消食化积、解腻醒酒。板栗具有健脾养胃、补肾强筋、活血止血的功效。

参麦团鱼

主　　料：团鱼750克。

配　　料：火腿100克，人参5克，小麦20克，茯苓10克。

调 辅 料：精盐5克，味精2克，猪板油25克，黄酒8克，葱结10克，生姜片5克，高汤250克。

烹调方法：扒。

制作过程

❶加工：将团鱼剁去头，放净血，放在钵内加入开水烫3分钟后取出，用小刀刮去背部和裙边的黑衣，再刮去四脚趾的白皮，剁去爪尖和尾，放在砧板上用刀砍开腹壳，取出内脏，洗净；将火腿切成小片，猪板油切成丁。

❷烹调：将锅放置火上，放入清水和团鱼，烧沸后，用中火烧约半小时，撕去黄油，剔去背壳和腹甲以及四肢的粗骨，洗净后切成3厘米见方的块，放入碗内；将火腿片、猪板油丁、葱、姜盖在团鱼上面，另将所用调料的一半兑入高汤注入碗中；将小麦、茯苓用纱布包好后投入汤中，人参打成细粉撒在面上，用湿棉纸封口上笼蒸至酥烂，蒸制时间为2~3小时；团鱼出笼后，拣去葱、姜，滗出原汤，把团鱼扣入碗中，原汤倒在炒勺里，用剩下一半调料调味，烧开后撇去浮沫，浇在团鱼上面即可食用。

特点

团鱼酥烂，滋补性强。

保健作用

本菜具有滋阴、益气、补虚的作用，对于阴虚潮热、盗汗、神疲气短等虚弱病人有辅助治疗的作用。秋季食用，可防止和治疗燥邪伤阴。

蛤蜊鲫鱼

主　　料：鲫鱼1条（约重250克）。

配　　料：蛤蜊500克。

调 辅 料：精盐6克，味精2克，黄酒15克，葱3段，姜4片，色拉油500克（实耗100克），高汤500克。

烹调方法：烧。

制作过程

❶加工：将蛤蜊放在冷水中浸泡12小时后，再洗干净备用；将鲫鱼刮鳞、去鳃、去内脏，洗净。

❷烹调：锅放置火上，倒入色拉油烧热至160℃左右时，放入鲫鱼炸至微黄捞出，另起锅，加入高汤、黄酒、葱、姜，改用旺火烧沸后，再用文火炖，待汤成浓汁时，下蛤蜊、精盐炖至蛤蜊张开后，去除葱、姜，加入味精后即可出锅食用。

特点

鱼肉鲜嫩，汤汁浓白。

保健作用

蛤蜊的功效是滋阴生津，软坚散结，利小便。此菜具有养肝益肾、补益化湿、滋补五脏的功用。

洋葱牛肉

主　　料：牛肉250克。

配　　料：洋葱100克。

调 辅 料：精盐2克，黄酒10克，酱油10克，猪油20克，绵白糖2克，湿淀粉5克。

烹调方法：炒。

制作过程

❶ 加工：将牛肉洗净切成薄片，拌入淀粉、黄酒；将洋葱切成丝，用冷水泡3分钟后捞出。

❷ 烹调：将锅内放油加热后下牛肉，煸炒几下后，放酱油，边炒边加洋葱丝，然后再加精盐、酱油、白糖炒透，离火出锅即可装盘食用。

特点

牛肉干香，具有西菜风味。

保健作用

牛肉为牛科动物牛或水牛的肉。主要成分有：蛋白质、脂肪、钙、磷、铁、维生素B_1、维生素B_2等。其味甘、性平。入脾、胃经。能补脾胃，益气血，强筋骨等。此菜具有补气养血、强身壮骨的功效。

板栗白菜

主　　料：白菜500克。

配　　料：板栗150克。

调 辅 料：精盐5克，味精3克，绵白糖2克，白胡椒粉3克，高汤200克，湿淀粉10克，色拉油500克（实耗500克）。

烹调方法：烧。

制作过程

❶ 加工：将板栗用刀砍一刀口入开水中烫一下去壳衣；白菜心洗净后一破为四，炒锅上火，注入色拉油加热至水滴炸响声，放入板栗炸2分钟，捞出沥油，放入碗中，加白糖和高汤上笼蒸30分钟至熟烂后取出。

❷ 烹调：炒锅上火，放入色拉油加热至120℃左右，放入白菜心过油，见菜心变色时捞出沥油；另取锅加入高汤，放入板栗与白菜，加精盐、味精、白胡椒粉烧10分钟入味后，用湿淀粉勾芡搅匀，盛入盘中即可食用。

特点

板栗香甜，白菜软糯。

保健作用

此菜具有健脾养胃，补肾强筋，活血止血的功效。

橙汁苹果圈

主　　料：苹果500克。

配　　料：糯米粉20克，啤酒100克。

调 辅 料：橙汁200克，色拉油500克（实耗100克），湿淀粉50克。

烹调方法：熘。

制作过程

❶ 加工：将苹果削皮后，从中间去核后切成苹果圈状；糯米粉加入啤酒放置15分钟后，搅匀成糊状。

❷ 烹调：锅放置火上，倒入色拉油烧热至120℃左右时，将苹果挂糊入油锅里炸，炸

到呈金黄色时捞出，待油温升高，再复炸一遍；再炸苹果的同时，另起锅熬制橙汁，烧开后用湿淀粉勾芡，把炸好的苹果圈放入熬好的橙汁锅里进行翻锅，待汁全部裹到苹果上，即可出锅装盘食用。

特点

外酥里嫩，酸甜可口。

保健作用

苹果具有生津、润肺、除烦、开胃、醒酒的功效。因苹果中含有鞣酸、有机酸、果胶和丰富的纤维素等，故现代医学认为苹果尚有止泻、通便的作用。其原因是酸类物质有收敛作用，果胶、纤维素有吸附细菌和毒素的作用，所以能止泻。同时，有机酸也有刺激肠道的作用，纤维素可以促进肠道蠕动、通大便、治疗便秘。

任务 4　冬季食疗保健膳食原则及制作

◎ 任务驱动

1. 了解和掌握冬季食疗保健饮食原则。
2. 了解和掌握冬季食疗保健膳食制作。

◎ 知识链接

冬季为一年中的最后一季，其时间是农历十月至十二月。在《黄帝内经》里有言：“冬三月，此谓闭藏，水冰地坼，无扰乎阳，早卧晚起，必待日光，使志若伏若匿，若有私意，若已有得，去寒就温，无泄皮肤，使气亟夺，此冬气之应，养藏之道也。逆之则伤肾，春为痿厥，奉生者少。”意思是说，冬天天寒地冻是万物潜伏闭藏的季节，人们不要扰动阳气，避免严寒，保持温暖，不要使皮肤开泄出汗，而使闭藏的阳气受到影响，这是冬天保养冬藏之气的方法。不论是谁，如果违逆了冬季“闭藏”的规律，就会损伤“五脏”中的肾脏，这样就使春季到来时，发生痿厥的病，所以在冬季，以收藏为好。所谓冬令进补在我国已是传统习惯，此时宜食一些补肾之品，如羊肉、狗肉、鸡肉、鸽肉、虾、鹌鹑等，以增强肾脏的藏精作用，使肾气、肾精旺盛，体力增强，提高正气的抵抗能力，达到来春不生或少生温热病的目的，所谓“冬不藏精，春必病温”即是此意。

以上引述《黄帝内经》这几段话，确是冬季养生的一项重要原则。指出养生的方法必须适应冬天的气候变化规律。

冬季是从立冬之日开始的，经过了小雪、大雪、冬至、小寒、大寒一直到立春的前一天为止。我们都知道冬季的三个月，万物凋零，冰天雪地，各种动物冬伏蛰，其是自然界万物闭藏的季节，人体的阳气也要潜藏于体内。所以，冬季养生的基本原则是要顺应体内阳气的潜藏，以敛阴护阳为主。也就是说，人体的生理活动因冬季气候特点的影响而有所收敛，并将多量的能量贮存于体内，才能为来年的“春生夏长”做好准备。与此同时，还要有足够的能量来维持冬季热能的供给，以提高机体的抗病能力。

一、冬季养生饮食原则

冬季人体阳气内潜，精血内藏，各脏腑生理功能及代谢趋于低下或缓慢的状态，这也是人体最易生病或衰竭死亡的一个季节。冬季养生应顺应自然，注意养阳，以滋补为主。在膳食中应多吃温性、热性，特别是温补肾阳的食物进行调理，以提高机体的耐寒能力。冬季食养应以富含蛋白质、维生素和易于消化的食物为主，可选用粳米、籼米、玉米、小麦、黄豆、豌豆等谷豆类；韭菜、香菜、萝卜、黄花菜等蔬菜；羊肉、狗肉、牛肉、鸡肉及鲤鱼、鳝鱼、带鱼、虾等肉类；水果类有橘子、椰子、菠萝、荔枝、桂圆等。另外冬季还要适当地进补，因冬季进补能提高人体的免疫功能，促进新陈代谢，使畏寒的现象得到改善。冬季进补还能调节体能的物质代谢，使营养物质转化的能量最大限度地贮存于体内，有助于体内阳气的升发，为来年的身体健康打好基础，俗话说：“三九补一冬，来年无病苦”，就是这个道理。常用的补益食物有：鸡肉、猪肝、羊肉、羊肾、狗肉、带鱼、鳊鱼、海参、贻贝、洋葱、香菜、粳米、籼米、玉米、小麦、南瓜、红枣、木耳、芝麻、火腿、甲鱼、鲍鱼、核桃、韭菜、虾仁、牛鞭等。因这些食物有的能滋阴益肾、填精补髓；有的能补肾壮阳，经常食用可以强身健体。

（一）宜多吃含热量的食物

现代营养学研究证明，在低温的条件下，人体热能消耗明显增加，主要是由基础代谢增加，出现寒战及其他不随意运动，防寒服装负担及其限制活动所造成的代谢率上升所致。根据上述研究结果，专家认为，冬季膳食的营养特点应该是增加热量，以保证与其暴寒和劳动强度相适应的充足热能。那么为了增加热量，应保证三大产能营养素的供应，以及供应充足的维生素C和一定量的蔬菜、水果和蛋奶等食物。它们能有助于保护人体的阳气。

（二）要多吃滋润的食物

干燥的冬季易唇干舌燥，而且又容易引起咳嗽，而这类咳嗽差不多都是燥咳，治疗的方法也是以润为主，总之，在冬天干燥之际，任何人都宜润一润，如多食一些蜂蜜、萝卜、荸荠（马蹄）、川贝炖梨等食品。

（三）适时食用多种火锅保暖食物

现在越来越多的人喜食火锅，这样能温补人体的阳气。因火锅里的主料主要有猪、牛、羊、鸡等肉类和海参、虾等各种高蛋白的原料，再者它们都是经过精选的原料以及用了好多的高汤等。所以火锅既是热的，又有滋补功能，其不失为冬季养生的好方法之一。因此备受人们的青睐。

（四）适当增加高蛋白物的摄入

蛋白质所含能量的30%会变成热量从体表散发出来，而碳水化合物所含能量仅有5%～6%作为热量散失，脂肪则是4%～5%。此外，瘦肉中还富含易被吸收的血红素铁，研究表明，饮食中增加铁的摄入，抗寒能力会增强。需要注意的是，要增加的是富含蛋白质的瘦肉，而不是脂肪多的肥肉。同时，每天吃肉量最好控制在100克以下。

（五）在吃饭前喝碗汤或者喝碗粥

寒冷的气温下，喝上一碗热乎乎的粥，不但会让身体立刻感到温暖，还能暖肠胃、唤醒消化系统，促进食欲。尤其是杂粮粥还能帮助补充B族维生素和钾等多种营养素。此外，冬季气候干燥，更应补充水分，而喝粥也能让你在不知不觉中喝下很多水。除了热粥，饭前也可以选择喝碗少油少盐的热汤。

二、冬季饮食禁忌

（一）要少食咸多食苦

冬季在饮食的调养方面，中医还认为应少食盐，多吃点苦味食品。这是因为冬季为肾经旺盛之时，而肾主咸，心主苦，从中医学的五行理论来说，咸胜苦，肾水克心水。苦咸味多了，就会使本来就偏亢的肾水更亢，从而使心阳的力量减弱，所以，应多食苦味的食物，以助心阳，这样就能抗御过多的肾水。

（二）冬季饮食要切忌黏硬、生冷的食物

这是因为，此类食物属阴，易使脾胃之阳受损。但有些食物对一些人也可以食用，如脏腑热盛上火或发热时，可适当进食冷食，但需注意的是，每次吃的冷食不宜过多、过量，以防损伤脾胃。

（三）遵循“秋冬养阴，无扰平阳”的原则

就是以食用滋阴潜阳、热量较高的膳食为宜，如木耳、藕、胡椒等。为了避免维生素缺乏，应多吃一些新鲜的蔬菜，如菠菜、薹菜、油菜及绿豆芽等有益的食品。

（四）防上火

由于人们穿得较厚，住得暖，活动减少，造成体内积热不能适当散发，加上很多人的饮食所含热量较高，很容易产生肺胃火盛，因此冬季“上火”的现象很多，甚至由此导致上呼吸道或肠胃疾病。为减少这种“上火”现象，民间有“冬吃萝卜夏吃姜”的说法，冬季不妨吃些性冷的食物，如萝卜、莲子等。

（五）忌盲目乱补

冬季天气寒冷，应注意补养身体，但由于人的体质各有不同，因此也不宜盲目乱补，宜有针对性地进行食补。对偏于阳虚者，以食用羊肉、鸡肉等温热品为宜；气阴不足者以鸭肉、鹅肉、银耳等为宜；形体消瘦、易激动者，应食用滋阴增液、养血生津的食物，以“淡补”为主，禁食辛辣；体态丰腴、肌肉松弛者，宜食用甘温食物，忌食寒凉冷腻。

（六）忌滥补大补

食补若过于急进，则很容易矫枉过正，反而引起身体不适，因此食补应平稳缓和。消化不良者忌过食滋腻食物；易上火者，忌过食混燥食物；高血压、糖尿病患者，忌过食精、荤、甜食；患有感冒等外感病症时不宜进补。食补必须在身体整个机能状态较好的情况下才能发挥良好的作用，因此，在补“进”的同时，必须加强运动，以消耗多余脂肪，锻炼心肺功能，改善血液循环，保持大便通畅，及时排出代谢废物和毒素。

三、冬季养生典型膳食制作

菟丝狗肉汤

主　料：鲜生狗肉250克。

配　料：菟丝子30克。

调辅料：精盐5克，味精2克，八角2克，附片15克，葱段10克，姜块10克，花椒3克，红辣椒2个，色拉油20克，香油少许。

烹调方法：煨。

制作过程

❶ 加工：将狗肉洗净切成片状。

❷ 烹调：锅放置火上，倒入色拉油烧热，下花椒、八角、葱段炸香；然后加入适量的水，放入狗肉片、姜、红辣椒，将菟丝子、附片用纱布包好放入锅内；先用大火烧沸，撇去浮沫后改用中火煨约2小时，待肉将熟时放入精盐，除去八角后再放入

葱、姜，待肉熟后放入味精，淋入香油，即可出锅。

特点

狗肉酥烂，汤浓味足。

保健作用

狗肉是冬季滋补佳品。健康人食之可暖身健体；虚寒之人食之可温中祛寒。此菜具有补胃壮阳、温中散寒、固肾填精的滋补功用，是冬季营养佳品。

冬笋炒肉丁

主　　料：猪里脊肉250克。

配　　料：嫩竹笋250克。

调 辅 料：精盐4克，味精2克，酱油4克，黄酒10克，葱花5克，姜末5克，色拉油500克（实耗40克），湿淀粉15克。

烹调方法：滑炒。

制作过程

❶ 加工：将竹笋切成丁状，加水煮熟后捞出；将里脊肉切成丁状放入碗里，加入酱油、精盐、湿淀粉上浆。

❷ 烹调：锅放置火上，注入色拉油烧热80℃左右时下肉丁滑油，滑至肉变色时倒出；锅里留油下入葱花、姜末炸香后放入竹笋丁、肉丁翻炒几下后，下黄酒、盐、酱油翻炒几下后，入味精，然后勾芡，翻几下锅后即可出锅装盘食用。

特点

芡汁明亮，口味咸鲜。

保健作用

笋为禾本科植物竹类的嫩茎，其种类很多，按上市季节来分可分为冬笋、春笋和鞭笋。笋含有多种人体所必需的氨基酸。中医认为常食竹笋，可以助消化、去积食、防便秘，还有减肥的作用。此菜可温补肾脏、清热化痰。

砂锅羊肉

主　　料：羊肉500克。

配　　料：萝卜300克，当归15克，红枣15克。

调 辅 料：精盐5克，味精3克，黄酒15克，姜块10克，葱段10克，八角4克，胡椒3克，花椒3克。

烹调方法：炖。

制作过程

❶ 加工：将羊肉洗净放入锅里加水至淹没羊肉，把花椒、八角用纱布包好连同葱姜一起放入锅里同煮1小时至羊肉酥烂后捞出；然后切成4厘米见方的小块待用；把萝卜也切成4厘米见方的块待用。

❷ 烹调：取砂锅一只，加入羊肉汤，依次放入羊肉块、萝卜块、红枣、当归、葱、姜、胡椒、黄酒，放火上烧开转移到小火炖至原料酥烂，放入精盐和味精后即可食用。

特点

羊肉酥烂，汤鲜味浓。

保健作用

此菜适用于肾阳不足之腰膝酸软、遗精、滑精、阳痿、腰痛、手足发冷、神疲体乏等症状的病人。

韭黄拌香干

主　　料：韭黄200克。

配　　料：香干100克。

调 辅 料：精盐4克，酱油2克，黄醋2克，味精2克，香油3克。

烹调方法：拌。

制作过程

❶ 加工：将韭黄洗净，控净水分，切成3厘米长的段，用开水略烫一下，摊开凉透；香干切成与韭黄一样长的丝，放入碗内。

❷ 烹调：将酱油、精盐、黄醋、味精、香油倒入盛韭黄和香干的碗内拌匀，装盘即可上桌食用。

特点

韭香浓郁，口感爽鲜。

保健作用

韭菜为冬季蔬菜佳品，此菜具有开胃、壮阳之功效。

拆冻鲫鱼

主　　料：鲫鱼600克。

调 辅 料：精盐4克，味精3克，绵白糖2克，酱油3克，黄酒5克，葱、姜各5克，色拉油50克，香油少许。

烹调方法：冻。

制作过程

❶ 加工：将鲫鱼去鳞、去鳃和内脏，洗净，加酱油、黄酒腌渍30分钟。

❷ 烹调：锅放置火上，倒入色拉油烧热，将鲫鱼放入油中两面煎黄倒出；锅复上火，放入少许油，下葱、姜末煸香，放入鲫鱼，加入黄酒，盖上锅盖焖一下，然后放入酱油、白糖、精盐、味精、清水，用旺火烧开，撇去浮沫，转小火烧10分钟，至鱼成熟时，淋上香油，再烧3分钟，鱼烧好后，把鱼铲在消过毒的菜案上，锅中卤汁倒入盘内，用刀将鱼头、鱼尾剁下，放在一边，接着以鱼的脊背进刀，把鱼剖成两半，去掉脊骨，抽出肋骨及小刺，再把

两片鱼肉叠合，安上头、尾，恢复鱼的原形，小心装入盛鱼卤汁的盘中，凉透后冻结既成。

特点

鱼冻鲜香，风味独特。

保健作用

鲫鱼，虽然一年四季都能吃到，但冬季的鲫鱼肉厚味鲜。一般家庭常用鲫鱼做菜，如红烧鲫鱼、奶汤鲫鱼等。但拆冻鲫鱼与一般鲫鱼制法不同，成品不仅能保持原形，而且无骨无刺，风味独特，别有情趣。

酸辣白菜

主　　料：大白菜500克。

调 辅 料：精盐5克，绵白糖10克，味精2克，干辣椒20克，花椒10克，黄醋10克，香油5克。

烹调方法：腌。

制作过程

1. 加工：将大白菜去掉叶另作他用；将菜帮子洗净，切成粗丝，先用盐将其拌匀，腌20分钟左右，将水分略挤干，然后放在碗中。
2. 烹调：锅上火烧热，倒入香油，放入花椒炸香，然后用漏勺把花椒捞出，将干辣椒切成小段倒入油锅中煸炒，待油略呈红色时趁热浇在白菜碗中，盖上盘子，加糖、醋、味精拌匀即可上桌食用。

特点

色泽洁白，口味酸辣。

保健作用

大白菜是一种大众蔬菜，既可以配蟹黄、虾子、干贝、火腿等制成珍馐，也可以与粉丝、豆腐同煮制成家常菜。与人们的生活饮食关系极大。此菜含有丰富的维生素C，对抗感冒有一定作用。

酥梨焖兔

主　　料：兔肉750克。

配　　料：酥梨500克。

调 辅 料：精盐5克，酱油5克，冰糖10克，葱10克，姜10克，熟猪油50克，湿淀粉5克，色拉油500克（实耗30克）。

烹调方法：焖。

制作过程

1. 加工：将兔肉洗净斩成块，酥梨削去皮，去掉核后切成小块状。
2. 烹调：锅放置火上，倒入色拉油烧至180℃左右时，下入兔肉块炸至金黄色时捞起沥油；炒锅中留油少许，放入葱段、姜片略炸，倒入兔肉略炒，放入冰糖、酱油炒至兔肉上色，加水300克烧开，改用小火加盖焖30分钟，然后再转大火，放入精盐，倒入酥梨同烧15分钟，捞出装入盘中；另取炒锅上火，放入猪油烧热，下葱煸至外皮金黄，倒入焖好的兔肉汤中，用湿淀粉勾芡，浇在盘中兔肉上即可上桌食用。

特点

兔肉酥烂，酥梨软糯。

保健作用

民间有"飞禽莫如鸪，走兽莫如兔"的说法，寒冬正是食兔的好时节。兔肉性凉、味甘，入脾、胃、大肠经。中医认为兔肉能滋阴润燥，补中益气，清热凉血。主治阴液不足，烦渴多饮，大便秘结，形体消瘦，脾胃虚弱，食少纳呆，神疲乏力，面色少华等。酥梨含有丰富的维生素C、维生素A、B族维生素、维生素E、苹果酸、柠檬酸等。其味甘、酸、涩，性凉，入胃经。其功效有：健胃消食，清热生津。主要治疗胃阴不足，食欲不振，消化不良，饱胀满闷，腹泻便溏，暑热伤津，口干口渴，心烦发热，小便短赤等。

虾子烧肚片

主　　料：熟猪肚250克。

配　　料：虾子30克，笋片30克，木耳10克。

调 辅 料：精盐5克，味精2克，酱油5克，黄酒4克，花椒3克，高汤200克，鸡蛋1个，干淀粉25克，色拉油500克（实耗40克）。

烹调方法：烧。

制作过程

1. 加工：先将熟猪肚用刀片成片，放入开水锅中汆一下，再用布擦干，鸡蛋、淀粉放在碗里搅匀成糊，再把肚片放入挂糊。
2. 烹调：锅放置火上，倒入色拉油烧至180℃左右时，把挂好糊的肚片下入油锅中炸至浅金黄色时捞出；炒锅置旺火上，倒入少许油，加入花椒炸香加入高汤、肚片、笋片、木耳、虾子、酱油、黄酒、精盐、味精，至汤沸后，勾芡，待汁收浓时盛入盘中即可上桌食用。

特点

肚片软糯，汤汁浓郁。

保健作用

猪肚为猪科动物的胃。成分有蛋白质、脂肪、糖类、钙、磷、铁、维生素B_1、维生素B_2、烟酸。味甘，性温。具有补虚损，健脾胃的功效。中医认为猪肚主治：虚劳消瘦，脾虚腹泻，尿频或遗尿，小儿疳积。

金枣羊肉汤

主　　料：生羊肉500克。

配　　料：金丝小枣30克，红萝卜100克，枸杞5克。

调 辅 料：精盐7克，味精4克，白糖2克，啤酒100克，葱10克，姜块10克，酱油5克，香油2克，姜末2克，香菜末5克。

烹调方法：炖。

制作过程

❶ 加工：将羊肉剁成块，放入冷水锅中进行焯水以去血污，洗净；金丝小枣泡软去核；萝卜用刀修成球形；枸杞泡软洗净。

❷ 烹调：取砂锅一个，加入清水，放入羊肉、啤酒、金丝小枣、萝卜球、葱、姜块，盖上盖，上大火烧开，转小火炖1小时，加入枸杞再炖20分钟，然后加盐、白糖、味精调味，上桌前拣去葱、姜块，可同时配上用酱油、味精、香油、姜末调成的卤汁和一碟香菜末，以供客人佐食。

特点

羊肉酥烂，汤浓味鲜。

保健作用

冬天吃羊肉已成为人们的饮食习惯，此菜的烧法和一般羊肉不同的是，在调味料里加入了一些啤酒，具有别具一格的风味。啤酒中含有糖量较少，蛋白质丰富，被人们称为“液体面包”，应用于烹调尤其是动物原料的制作，不仅能增加营养，还会生出奇妙的滋味。有补肾益阳、补气益气、增力强体的功效。

醋椒全鱼

主　　料：草鱼1条（约重600克）。

配　　料：熟冬笋20克，水发香菇20克，红椒10克，青椒10克，香菜5克。

调 辅 料：精盐4克，味精3克，黄酒5克，熟猪油10克，醋5克，生姜5克，湿淀粉5克。

烹调方法：烧。

制作过程

❶ 加工：将草鱼剖洗干净，用刀分别将鱼头、鱼尾斩下备用，鱼身用刀片成两片，再斩成两指宽的条块；将冬笋、香菇、红椒、青椒、生姜均切成象眼片，香菜切成段。

❷ 烹调：炒锅上火放清水烧开，将鱼头、鱼尾、鱼肉投入焯一下水立即捞出；倒去水，放猪油烧，投入姜、冬笋、红椒、青椒、香菇，加适量的盐速炒几下，随即加入清水烧热，放入黄酒，然后将鱼头、鱼尾、鱼肉放入，待鱼煮熟后捞出，在鱼盘中整形，锅中汤汁加精盐、味精、醋，投入香菜段，用湿淀粉勾芡，然后将欠汁浇在鱼肉上即可上桌食用。

特点

鱼肉鲜嫩，汤味浓郁。

保健作用

中医认为草鱼能补脾化湿，益肾祛风。主治脾虚湿盛、脚气水肿、脚弱无力、烦闷湿癖、肝肾阴虚、头晕目眩、步履不稳、腰腿酸软、疲倦乏力、未老先衰等。

思考题

1. 春季食疗保健饮食的原则是什么？设计两道春季食疗保健食谱。
2. 夏季食疗保健饮食的原则是什么？设计两道夏季食疗保健食谱。
3. 秋季食疗保健饮食的原则是什么？设计两道秋季食疗保健食谱。
4. 冬季食疗保健饮食的原则是什么？设计两道冬季食疗保健食谱。

项目三　各种类型的食疗保健与膳食制作

学习目标

1. 了解和掌握不同类型的饮食原则。
2. 掌握不同类型的食疗保健膳食的制作要求和方法。
3. 通过具体实例来加深各种类型食疗保健膳食的制作。

任务1　瘦身美容保健膳食制作

任务驱动

1. 了解和掌握瘦身美容保健饮食原则。
2. 了解和掌握瘦身美容保健膳食制作。

知识链接

一、瘦身美容保健饮食原则

瘦身美容是很多人的愿望，希望可以通过饮食来达到瘦身美容的目的。正确的饮食习惯和科学搭配的合理膳食，能保持一个苗条的身材、靓丽的肤色和容貌，因此，瘦身美容在饮食上要遵循以下原则。

1. 科学饮食

科学饮食是指一个人一日三餐，数量和质量要均衡，谷类、肉类、水产、蔬菜、水果、蛋乳品的摄入要均衡，不可暴饮暴食，不可偏食挑食等。

2. 要少油、少糖、少盐，多食膳食纤维和优质高蛋白的食物

避免油、盐、糖过量的摄入，适量的肉类要吃，但不能过量，因为肉类中脂肪的含量较

高，同时不要选择用大量油脂烹制的食物，多食一些清淡的食物；减少食盐能保持体内一定的水分，从而不会形成胖乎乎的身材；减少糖类就能减少热量的吸收，膳食纤维热量少，还能促进肠胃的蠕动，增强排泄功能，减少身体对其他成分特别是脂肪的吸收，从而达到瘦身美容的目的。

3. 少食多餐保持一个苗条的身材

如果一次摄入大量的食物，会增加体内消化酶的分泌，从而促进体内更多更快的吸收营养成分，从而产生肥胖，少食多餐，能保持一个正常的饱腹感，保持体内各方面的协调。

4. 保持体内足够的水分

水分是保持容颜美丽的重要因素，一个人一天需要的水分约2500毫升，水在体内参与着各种代谢活动，包括消化、循环、排泄和营养物质的运输等。

5. 多食用一些补脾胃、补血、补气以及气血双补的食物

有些人肤色暗淡、脸色憔悴，这与脾胃不好有关，气不足则肤色暗淡，血不足则没有红润，脾胃不好，不能及时消化吸收和运送营养物质，机体没有营养物质的滋养，肤色就会暗淡无光，达不到美容养颜的目的。

6. 饮食要与运动相结合

要保持一个好身材，运动是不可缺少的，运动后的饮食就更加重要，二者要有机地结合。

7. “一至七”饮食模式

即每天一个水果，两盘蔬菜，四碗粗饭，五份蛋白质食物，六种调味品，七杯开水、茶水或汤水。

水果：每天吃维生素含量丰富的新鲜水果至少1个，长年坚持会收到明显的美肤效果。

蔬菜：每天应进食两盘品种多样的蔬菜，不要常吃一种蔬菜。一天中必须有一盘蔬菜是时令新鲜的、深绿颜色的。最好先食一些大葱、番茄、芹菜、萝卜、嫩莴笋叶等，以免加热烹调对维生素A、维生素B_1等的破坏。每人每天蔬菜的实际摄入量应保持在400克左右。

粗饭：每天4碗杂粮粗饭能壮体养颜美身段。要克服对精加工主食的嗜好，抵制美味可口零食的诱惑。

蛋白质食物：每天吃肉50克，最好是瘦肉；鱼50克（除骨净重）；豆腐或豆制品200克；蛋1个；牛奶或奶粉冲剂1杯。这种以低脂肪的植物蛋白质配膳非高脂肪的动物蛋白质，或用植物性蛋白质配膳少量的动物性蛋白质的方法，不仅经济实惠，而且动物脂肪和胆固醇相对减少，被公认是一种“健美烹饪模式”。

少量调味品：酸甜苦辣咸等主要调味品，作为每天的烹饪作料不可缺少，它们分别具有使菜肴增加美味，提高食欲，减少油腻，解毒杀菌，舒筋活血，保护维生素C、减少水溶性维生素的损失，维持体内渗透压和血液酸碱平衡，保持神经和肌肉对外界刺激和迅速反应能力，以及调节生理和美容健身等不同功能。

开水、茶水或汤水：每天喝水不少于7杯，以补充体液、促进代谢、增进健康。要少喝加糖或带有色素的水。

二、瘦身美容保健膳食制作

黄瓜汆肉片

主　　料：猪瘦肉100克。

配　　料：黄瓜300克，木耳50克。

调 辅 料：精盐3克，香油4克，鸡蛋清10克，湿淀粉10克，高汤300克。

烹调方法：汆。

制作过程

1. 加工：将黄瓜洗净，用刀顺长剖为两半，斜切成薄片，猪瘦肉切成0.1厘米厚、3厘米长、2厘米宽的片，加精盐、鸡蛋清、湿淀粉抓匀上浆，木耳切成小片。
2. 烹调：锅内倒入高汤，加精盐烧开，分散下入肉片汆熟，下入黄瓜片、木耳烧开，撇去浮沫，淋上香油即可。

特点

色泽鲜艳，汤汁味纯。

保健作用

此菜具有补中益气，清热利水，润滑肌肤等功能。梁代陶弘景说：“猪为用最多，惟肉不宜多食。”但要吃得有学问，方可受益。少量食之，以摄取其中的蛋氨酸，合成人体某些激素及保护人体表皮健康的营养成分；合理搭配，以扬长避短，达到饮食平衡。猪肉甘咸，黄瓜甘凉，所以，黄瓜与猪肉搭配，具有良好的健美苗条，轻身健体之功效。

冰糖冬瓜羹

主　　料：冬瓜300克。

调 辅 料：冰糖80克，香油5克，湿淀粉30克，红樱桃2颗。

烹调方法：烩。

制作过程

1. 加工：冬瓜去皮、去瓤，洗净后切成3厘米大小的菱形薄片；红樱桃切成细末。
2. 烹调：锅内加清水、冰糖烧开，加入冬瓜片煮熟后，用湿淀粉勾成稠芡即撒上红樱桃末，淋上香油即可。

特点

口味甘甜，口感滑爽。

保健作用

此菜具有养阴生津，润肺止咳，清热解毒等功能。冰糖可止咳化痰，老年人患哮喘均可食冰糖镇之。《本草纲目》认为：“冰糖味甘、性寒，治心腹热胀，口干渴。”李时珍说：“冬瓜，其肉可煮为茹，可蜜为果。……盖兼蔬、果之用”。冬瓜与冰糖搭配共烹，同寒性，同清凉，可清心明目，可清热化痰，可清渴健体，具有良好的减肥健美之功效。

炒二冬

主　料：冬瓜300克，水发冬菇100克。

调辅料：精盐4克，味精2克，黄酒3克，葱、姜各10克，色拉油20克，香油5克，高汤50克，湿淀粉10克。

烹调方法：炒。

制作过程

1. 加工：将冬瓜去皮、瓤，切成薄片；水发冬菇片成薄片，入开水锅烫过；葱、姜切丝。
2. 烹调：炒勺内加色拉油烧热，加葱姜丝炒出香味，随即下入冬瓜、冬菇、精盐、黄酒、高汤翻炒，放入味精，用湿淀粉勾芡，淋上香油即成。

特点

口味清香，色泽美观。

保健作用

此菜具有益气、消渴、降血压、润肌肤等功能。冬菇属菌类，具有较高的食用价值和药用价值。明代吴瑞在《日用本草》中说：“冬菇，益气不饥，治风破血，盖味助食及理小便不禁。”现代临床医疗经验证明：冬菇能降低胆固醇，预防和治疗感冒、高血压、糖尿病，还有抗癌的作用。冬瓜又具有清热泻火，润肠利尿的作用。冬瓜与冬菇搭配，不但色泽明快，还具有减肥、降压、健美之功效。

健美鱿鱼卷

主　料：水发鱿鱼板200克。

配　料：鲜山楂100克，油菜心10克。

调辅料：精盐4克，味精2克，黄酒4克，色拉油20克，葱、姜各10克，湿淀粉10克。

烹调方法：炒。

制作过程

1. 加工：将鱿鱼板撕去外皮膜，在内侧先斜刀每距0.2厘米打一刀纹，再转60°用直刀每距0.2厘米打一刀纹，形成交叉的花刀纹，再每距2厘米切成条，入开水锅汆烫成卷形；山楂去核，切成片；葱姜切米；油菜心切段，入开水锅烫过。
2. 烹调：炒勺中加色拉油，烧热，加葱姜米烹锅，加入鱿鱼卷、山楂片、油菜心翻炒，烹入黄酒，放味精、精盐、少许清水，翻拌均匀，用湿淀粉勾芡即成。

特点

形状美观，嫩爽鲜香。

保健作用

此菜具有开胃、消食、养血、补脾、化滞等功能。山楂是消食化积、活血化瘀的良药，具有养血滋阴、益胃通气的功效。所以，山楂和鱿鱼搭配，不仅色泽和谐，还是低脂食品，具有良好的开胃消食，健美减肥之功效。

五彩鸡丝

主　　料：鸡脯肉泥100克。

配　　料：木耳20克，冬瓜50克，油菜心30克，胡萝卜20克。

调 辅 料：精盐4克，味精2克，黄酒5克，葱、姜末各5克，色拉油20克，香油5克，鸡蛋清30克，高汤50克，湿淀粉6克。

烹调方法：烩。

制作过程

1. 加工：将鸡脯肉泥加清汤澥开，加鸡蛋清顺一个方向搅打起劲，加精盐、黄酒、味精搅成稀糊状；油菜心、冬瓜、木耳、胡萝卜切成丝。
2. 烹调：锅内加清水烧开，用较硬的纸卷成筒，把搅成的肉糊注入纸筒中，滴漏汤锅中成丝，捞出后切成4厘米长的段；油菜心、冬瓜、木耳、胡萝卜也入沸水锅中烫过；锅内加色拉油，烧至120℃左右时，入葱姜末，加高汤烧开，烹入黄酒，加精盐、味精、油菜心丝、胡萝卜丝、冬瓜丝、木耳丝和鸡蓉肉丝，烧开，水淀粉勾芡，淋上香油即成。

特点

色泽艳丽，鲜香滑嫩。

保健作用

此菜具有益气、温中、活血、润燥、利水肿、解热毒等功效。鸡肉含较多蛋白质、磷和维生素A，冬瓜可利尿消水，具有良好的减肥效果，木耳有活血、润燥的作用，胡萝卜有补中益气、清热解毒的作用，多者搭配成菜，有良好的健美效果。

薏米炖猪蹄

主　　料：净猪蹄400克。

配　　料：猪通脊肉240克，咸肉100克，虾米24克，薏米仁60克。

调 辅 料：精盐8克，味精5克，葱段10克，姜片10克，花椒4克。

烹调方法：炖。

制作过程

1. 加工：将猪蹄用镊子择净细毛，放水中浸泡后洗干净，从骨缝处劈开，再斩成大方块，入烧沸的水中烫一烫，捞出用温水洗净；猪通脊肉、咸肉均切成小方块，分别放入烧沸的水中焯烫，捞出用温水洗净；虾米、花椒洗净，连同咸肉块用纱布包好扎住口；薏米仁洗净。
2. 烹调：将锅洗净，加入适量清水，入猪蹄块、薏米、通脊肉块、葱段、姜片、纱包，旺火烧沸，撇去浮沫，煮滚约10分钟，取出纱包，改用小火炖约2小时，待肉、蹄烂熟时，加精盐、味精调味，盛入汤碗即成。

特点

汤浓味纯，口感软糯。

保健作用

猪蹄、薏米均是养颜美容，保护肌肤的佳品。《随息居饮食谱》云：“猪蹄爪，甘、咸、平。填肾精而健腰脚，滋胃液以滑皮肤，长肌肉。可愈漏疡，助血脉……”薏米，具有“健脾益胃，补肺、缓肝”等诸多功效。五脏既健，血脉畅通，身体健康，其容颜皮肤自然细润光洁，给人以健康之美。由此，猪蹄、薏米相配为肴，对滋补健体、滋养肌肤大有裨益，常食效果颇佳。

猴头菇炖鸡块

主　　料：光雏鸡1只。

配　　料：水发猴头菇250克。

调 辅 料：精盐5克，味精3克，黄芪50克，姜片6克，香油5克。

烹调方法：炖。

制作过程

1. 加工：将光雏鸡斩去嘴尖、翅尖、爪尖及腚尖，洗净，剁成约3厘米见方的块，入烧沸的水中焯烫，捞出，用温水洗净；猴头菇洗净，切成片；黄芪洗净，加姜片用纱布包好扎住口。
2. 烹调：将锅洗净，加入适量清水，放入鸡块、药包、精盐，旺火烧沸，撇去浮沫，改用小火煮约30分钟，加猴头菇，小火再炖煮30分钟，待鸡肉烂熟时拣去药包，用味精调味，滴入香油拌匀，盛入汤碗内即成。

特点

肉质酥烂，口味鲜香。

保健作用

猴头菇炖鸡块是一款以滋补为基础的健肌美容菜肴。传统中医理论认为鸡有“补虚、暖胃、活血”诸多功能。猴头菇属菌中珍美之品，不仅有很高的营养价值，而且还有食疗功效，长于补脾益气、肺虚蕴热等作用。鸡、猴头菇之外，又辅以黄芪，该品具有“益气固表，托毒生肌”等功用。健康的容颜以健康为基础，充足的营养，又能使肌肉润滑，肤色鲜艳，更有黄芪的固表托毒之相助，常食受益匪浅。

桑葚蒸蛋

主　　料：鸡蛋2个（约120克）。

配　　料：桑葚子膏25克，核桃仁30克。

调 辅 料：精盐3克，味精2克，熟猪油20克，高汤100克。

烹调方法：蒸。

制作过程

1. 加工：将核桃仁洗净，掰成小碎块，入锅内烘干炒香，取出凉透，擀成细末；鸡蛋打碎入碗内，加桑葚子膏、核桃末、精盐、味精、高汤，用筷子搅打成蛋液状。
2. 烹调：将盛蛋液的蒸盘入笼屉内，小火蒸约15分钟至熟，取出淋入熟猪油即成。

特点

鲜香滑嫩，风味独特。

保健作用

此菜具有养血润燥、补益肝肾等功能。三物配伍蒸食，对肝肾不足所致的须发早白、头昏眼花等症有一定作用，令人乌发黑亮，面容颜丽。

首乌炖鸡

主　　料：光雏鸡750克。

配　　料：何首乌30克。

调 辅 料：精盐10克，味精4克，葱段10克，姜片10克，黄酒5克。

烹调方法：炖。

制作过程

1. 加工：将光雏鸡宰杀，放入烧沸的水中焯烫，捞出用温水洗净；何首乌洗净用纱布包好，塞入鸡腹内。
2. 烹调：将锅洗净，注入清水，放入鸡、精盐、葱段、姜片、黄酒，用旺火烧沸，撇去浮沫，改用中火炖约45分钟，待鸡肉熟烂后，用味精调味，取出鸡腹内药袋即成。

特点

汤清味纯，肉烂脱骨。

保健作用

首乌炖鸡是一款滋补养颜的理想食品。鸡滋补虚损最著，中医典籍多有论述。何首乌则素有“神仙之药”的美誉。中医理论认为它有“黑髭发，胶颜色”等功能，并说“久服长筋骨，益精髓，年延不老”。现代医学研究证明，何首乌能促进血细胞的新生和发育，因而能使人保持容颜不老，须发乌黑，青春久驻。

红枣炖兔肉

主　　料：鲜兔肉400克。

配　　料：红枣15枚。

调 辅 料：精盐8克，味精4克，黄酒6克，熟猪油30克，葱段10克，姜片10克。

烹调方法：炖。

制作过程

1. 加工：将兔肉洗净，剁成块，入烧沸的水中焯烫，捞出用温水洗净；红枣洗净。
2. 烹调：将锅洗净，舀入少许熟猪油，中火烧至四五成热时，用葱段、姜片爆锅，倒入兔肉块煸炒一会儿，加适量的清水、红枣、精盐、黄酒烧沸，连肉带汤倒入蒸碗内；将锅洗净，注入适量清水，放入盛肉的蒸碗，用小火隔水炖约2小时，待兔肉烂熟后拣出葱段、姜片，加味精调味即成。

特点

汤清味纯，肉烂鲜香。

保健作用

兔肉具有“健脾益气，滋阴生津，凉血解毒”等功能，对营养不良、瘦弱面黄者有较好的疗效。常吃兔肉，既能增强体质，使肌肉丰满细腻健康，又有养颜美容、延缓衰老的功能，是青年女性的美容佳品。

任务2　补血保健膳食制作

◎ 任务驱动

1. 了解和掌握补血保健饮食原则。
2. 了解和掌握补血保健膳食制作。

◎ 知识链接

一、补血保健饮食原则

补血（养血）指以补血药物治疗血虚证的方法。血虚以面色苍白或萎黄，唇甲色淡，头晕眼花，失眠健忘，心悸怔忡，月经量少或经闭，舌淡脉细为主症。中医治疗血虚证的方法，又称养血，属补法。补血能使脏腑组织得到血液的充分濡养，使脏腑组织的功能恢复正常。

血液是人体的重要组成部分，是人体不可缺少的、具有提供营养物质和滋润全身作用的物质，同时也是神经活动的物质基础，祖国医学认为；“女性以养血为本”，女性一生中在经、孕、产、乳生理时期都有耗血或失血，而外在的营养不良、生活无规律、情绪不稳定、疾病等都可以引起贫血，贫血是血虚的典型症状，一般来说，贫血可由失血、身体溶血、机体造血原料缺乏和骨髓造血功能不全等造成。平时若不注意养血，则会出现一系列贫血症状，如心慌、头晕、记忆力下降，面色苍白，情绪不稳定性，以及免疫力下降等，久而久之，容颜便黯然失色，粗糙起皱，无弹性，从而出现色斑，毛发干燥，容易脱落等，因此，重在养血，才能气盛血盈。在食物的摄取中，可以选用大豆卵磷脂，并配以维生素C加铁以及维生素A、维生素B_6、维生素B_{12}、叶酸这类预防贫血的保健食品组合，还可加维生素E，它与大豆卵磷脂一道都可调节激素的分泌，以达到调和养血的目的。另外，强化性地配以鱼鲨烯保健食品来代替血红蛋白运输氧，加强机体组织细胞功能，还可改善组织代谢，利于皮肤腺和汗腺的分泌，增强机体的免疫力，使骨髓造血功能更加旺盛。因此，科学组合的养生食谱将有助于血虚证的治疗，达到补血的目的。科学的饮食搭配要注意以下几个原则。

1. 日常多食用具有补血作用的食物

主食上多选用一些黑米、豆腐皮、豆腐干等；肉类上多选用一些动物的肝脏、血液；水产类多选用一些虾、鱿鱼、乌贼等；蔬菜类多选用一些黑木耳、黄花菜、菠菜、胡萝卜、油菜等；水果类多选用一些大枣、龙眼、葡萄、荔枝、樱桃等；坚果类多选用一些黑芝麻、松子等；另外多食用一些蛋乳品。

2. 多食用造血功能高的食物

全面提高营养水平，多食用一些优质蛋白质、必需的微量元素以及叶酸、维生素B_{12}等造血功能含量高的食物，如瘦肉、动物血液、肾脏、骨髓等。

3. 可多食用一些补气、补肾、健脾作用的食物

气足、脾胃消化和吸收功能良好，才能更好地吸收食物的营养成分，达到补血和输送造血原料的目的。

4. 饮食避免单调，花色多样，种类繁多

良好的食物搭配，有助于营养更加全面，特别是一些益气补血的食物，要花色多样，避免单一品种的食用，不利于全面营养的搭配。

5. 不要饮食生冷、坚硬不易消化的食物，不宜食用油腻及油炸食物

生冷、坚硬不易消化、油腻及油炸食物，容易刺激肠胃，不利于脾胃的消化，因为脾胃为气血生化之源。

二、补血保健膳食制作

皮蛋瘦肉粥

主　　料：粳米150克。

配　　料：瘦肉250克，水发腐竹50克，皮蛋1个，麦片30克。

调 辅 料：精盐15克，味精3克，色拉油40克。

烹调方法：煮。

制作过程

1. 加工：将瘦肉切成两块，用精盐10克分别在肉块上涂匀，放入冰箱腌渍一夜，成为咸瘦肉；腐竹洗净，切成粒；皮蛋去壳洗净，切成粒；粳米洗净，用精盐5克、色拉油20克拌匀。
2. 烹调：将清水（2000克）放入锅内烧沸，倒入拌好的粳米、腐竹粒，并稍加拌匀，煮15分钟，放入洗净的咸瘦肉、一半皮蛋粒、麦片及剩下的色拉油，继续煮10分钟后改用小火再煮30分钟，待粥成乳糊状时即可离火，瘦肉捞起，剁成米粒状大小，并与剩下的皮蛋粒一起放入粥内，煮沸片刻，放入精盐及味精调味即可。

特点

汤汁黏稠，口感滑爽。

保健作用

此粥具有益气养阴、养血生津、益精髓、补脏腑、解暑热等作用。

青芹拌香干

主　　料：香干150克。

配　　料：芹菜50克，绿豆芽50克。

调 辅 料：精盐3克，香油15克，醋20克，蒜泥5克。

烹调方法：拌。

制作过程

1. 加工：芹菜择洗干净，大的剖开，切成3厘米长的段；绿豆芽掐去两头洗净，香干洗净，切成细丝。
2. 烹调：把芹菜、绿豆芽分别放入开水锅内焯一下捞出，用凉开水泡凉，放在一起；把香干丝放入芹菜、豆芽中，加入香油、醋、精盐、蒜泥，拌匀即可。

特点

鲜嫩爽口，色泽美观。

保健作用

青芹拌香干，色艳味美，脆嫩爽口。此菜含有丰富的铁、钙、磷、维生素C、蛋白质等多种营养素，常吃芹菜对高血压、血管硬化、贫血、神经衰弱、小儿软骨病等有辅助治疗作用。孕妇早期食用，除获得全面营养外，还能防止以后贫血的发生。芹菜粗纤维较多，能增加肠蠕动，可防止孕妇早期便秘发生，另外有保胎的作用。

牛肉末炒芹菜

主　　料： 芹菜200克。

配　　料： 牛肉50克。

调 辅 料： 精盐5克，酱油5克，黄酒5克，葱、姜各5克，色拉油15克，湿淀粉10克。

烹调方法： 炒。

制作过程

1. 加工：将牛肉去筋、膜，洗净，切碎；用酱油、湿淀粉、黄酒拌腌；将芹菜理好洗净，用开水烫过，切碎；葱去皮洗净，切葱花；姜洗净切末。
2. 烹调：锅置火上，放油烧热，先下葱、姜煸炒，再下牛肉末，用旺火快炒，取出待用；锅中留余油烧热，下芹菜快炒，加精盐炒匀，然后放入炒好的牛肉末，再用旺火快炒，并加入剩余的酱油和黄酒，翻炒几下即成。

特点

鲜香爽脆，味道适口。

保健作用

此菜含钙丰富，牛肉具有益气补血、强筋健骨的作用，孕妇常食可增加钙、磷、铁的补充，防治小腿抽筋，有利胎儿的发育。

枸杞牛肝汤

主　　料： 牛肝100克。

配　　料： 枸杞子30克。

调 辅 料： 精盐3克，味精2克，色拉油25克，牛肉汤500克。

烹调方法： 煮。

制作过程

1. 加工：将牛肝洗净切成厚片；枸杞子泡发洗净。
2. 烹调：锅放置火上，放入色拉油烧热，放牛肝煸炒一下盛出；锅洗净，置火上，注入适量的牛肉汤，然后放入牛肝、枸杞子、精盐，煮炖至牛肝熟透，再以味精调味即成。

特点

汤鲜料嫩，口味适中。

保健作用

此汤菜肝嫩汤鲜，清淡爽口。牛肝内含有大量的矿物质——铁，对骨髓的造血有很大的作用。另外，牛肝能补肝明目、养血；枸杞子滋阴明目，益精填髓，对贫血等症状有辅助治疗的作用。

桂圆山药糕

主　　料：桂圆肉30克，山药500克。

配　　料：熟莲子30克，熟面粉100克，青梅30克，绵白糖200克，瓜子仁30克。

调 辅 料：猪油20克，蜂蜜50克，蛋糕30克，京糕30克，樱桃20颗，湿淀粉5克。

烹调方法：软熘。

制作过程

❶ 加工：将山药打成细泥，加熟面粉和水，揉成山药面团；青梅切成柳叶片，蛋糕切成菱形片，京糕切成3厘米长的丝，樱桃、瓜子仁洗净；将山药面团揉成圆形，放在盘里，按成圆饼，将莲子摆在圆饼周围，樱桃摆在圆饼第二圈，桂圆肉摆在第三圈，蛋糕摆在第四圈，瓜子仁摆在第五圈，青梅片在当中摆成花叶形，将余下的蛋糕切成小丁。

❷ 烹调：用一张大棉纸盖在山药饼上面，上笼蒸约15分钟，然后取出，揭去棉纸，把京糕丝摆在圆糕中间使其呈菊花形，上撒蛋糕丁做花蕊；将炒勺盛清水，加入蜂蜜、白糖，用中火熬化，打去浮沫烧开后，用湿淀粉勾芡，加入猪油浇在山药上即可食用。

特点

口感软糯，香甜适口。

保健作用

此菜是山药和桂圆合二为一制作的菜肴，集两者之优点。主要的功能有补血养心，适用于面白无华或萎黄、头晕目眩、心悸失眠、自汗、食少等症状。

参归炖猪心

主　　料：猪心250克。

调 辅 料：精盐4克，味精3克，黄酒5克，党参50克，当归50克，葱8克，姜8克，桂皮5克，八角5克。

烹调方法：炖。

制作过程

❶ 加工：将猪心去油后洗净，其他各原料也洗涤干净。

❷ 烹调：砂锅内加适量的清水，依次放入党参、当归、猪心以及葱、姜、桂皮、八角、黄酒，用中火炖煮，待开后转入小火炖至猪心酥烂后，加入味精、精盐调味，在食用时把猪心切成片状和汤一起食用。

特点

汤浓味鲜，滋补佳品。

保健作用

此菜主要治疗心血不足所致的惊悸、自汗、失眠等症状。另外有补血养心，补气益肺之功效。

枣圆蒸甲鱼

主　　料：活甲鱼2000克（人工养殖）。

配　　料：桂圆肉30克，红枣50克，水发莲子50克。

调 辅 料：精盐10克，味精8克，黄酒20克，葱10克，姜10克，胡椒粉5克，高汤500克。

烹调方法： 蒸。

制作过程

❶ 加工：将活甲鱼宰杀后，用沸水烫一下，刮去粗皮，然后用刀尖从裙边周围剥下硬壳，摘去内脏，斩去爪尖，洗净后斩成块；葱切段，姜切片。

❷ 烹调：将莲子去皮、去芯，红枣去核，并与甲鱼肉一同放入汤碗内，再加入高汤、桂圆肉、葱段、姜片，并用精盐、黄酒、味精、胡椒粉调好味，上笼蒸1~2小时，待甲鱼肉熟烂时取出，去甲鱼大胸骨、葱段、姜片后即可盛入碗里食用。

特点

汤清味醇，口味鲜美。

保健作用

此菜的功能是补血补脾，滋阴益气。适用于贫血体虚、消瘦、面黄心悸、失眠、气短、胸闷以及腰膝酸软、月经不调、带下崩漏等症状的补益。

归地烧羊肉

主　　料： 羊肉1000克。

调 辅 料： 精盐10克，当归、熟地黄各20克，干姜10克，葱末10克，色拉油50克，黄酒10克，绵白糖2克，酱油5克。

烹调方法： 烧。

制作过程

❶ 加工：将羊肉洗净切块，先用沸水汆一下，待肉质变白时捞出。

❷ 烹调：将锅烧热，用色拉油先将羊肉煸炒一下，加入当归、熟地黄、干姜、葱末、酱油、黄酒、白糖、精盐、水，用小火炖煮，至肉熟后，盛入碗里即可饮汤食肉。

特点

汤鲜味醇，肉质酥烂。

保健作用

补血养血，温中补虚，适用于贫血，体弱乏力，面色苍白，头晕目眩，心悸失眠，食少胃痛，产后体虚等症状的补益。

红枣煨肘子

主　　料： 猪肘子1个（约1.5千克）。

配　　料： 红枣150克。

调 辅 料： 冰糖400克，精盐5克，葱段15克，姜片15克。

烹调方法： 煨。

制作过程

❶ 加工：将猪肘子用镊子摘净细毛，清洗干净后入烧沸的水中烫一烫，捞出用温水洗净；冰糖100克放入五六成热的油中炸成深

黄色；红枣洗净，用温水浸泡一会儿。

② 烹调：将锅洗净，放入猪肘，倒入清水，旺火烧沸，撇去浮沫，加入葱段、姜片、过油的冰糖，改用小火煮约1小时，再放入300克冰糖、红枣、精盐，改用微火煨煮约2小时，至肉皮烂熟、汤汁黏稠时盛出装入大盘内即成。

特点

肉质酥烂，口味醇厚。

保健作用

有补脾胃、益气血、美颜等功能。

熘肝尖

主　料：鲜猪肝350克。

配　料：水发木耳30克，黄瓜50克。

调 辅 料：精盐2克，味精3克，黄酒10克，酱油5克，豆瓣8克，葱6克，蒜片6克，香油5克，色拉油500克（实耗50克），湿淀粉10克，高汤适量。

烹调方法：熘。

制作过程

① 加工：将猪肝洗净，用刀切成薄片，加酱油、水淀粉上浆；木耳洗净撕碎，黄瓜切成片。

② 烹调：将锅洗净，倒入色拉油烧至120℃左右时，放入浆好的猪肝片进行滑油，捞出控净油；锅内留少许油，用豆瓣、葱、蒜片炸锅，然后烹入酱油、黄酒、木耳、黄瓜片及适量的高汤，加入精盐、味精，用湿淀粉勾芡，倒入肝片颠翻，淋入香油即可出锅。

特点

口感滑爽，咸鲜适口。

保健作用

猪肝含有丰富的营养成分，其中铁的含量为猪肉中铁的含量的18倍多，蛋白质的含量比瘦肉还多，因此，是滋补气血的佳品。中医理论也认为，猪肝具有补肝、养血、益目的功效。鲜猪肝采用熘法制作，是疗治血虚萎黄、目赤、浮肿、夜盲等症的佳肴。

任务 3　健脾胃保健膳食制作

◎ 任务驱动

1. 了解和掌握健脾胃保健饮食原则。
2. 了解和掌握健脾胃保健膳食制作。

◎ 知识链接

健脾，中医名词，指健运脾气的一种治法。适用于脾气虚弱、运化无力所致的脘腹胀满、大便溏泄、食欲不振、肢倦乏力等症。因此，选择合适的补气食物，是增强体质、预防疾病、延年益寿的基础。健脾胃功能的食物主要有：红薯、胡萝卜、马铃薯、红枣、莲子、山药、香菇等。

一、健脾胃保健饮食原则

中医上所讲的脾胃，是指胃、小肠、大肠的综合功能，医学中胃气是脾胃的总称，而脾胃是人体最重要的器官之一，是气血生化之源。人体的生长发育，维持生命的一切营养物质都要靠脾胃供给。若脾胃功能衰弱，那么人体的生长发育就会受到严重的影响。所以，古代养生专家特别强调胃气的重要性。中医认为："脾为后天之本，主运动，生气血"，我国古代著名的医学家华佗说："胃者，人之根本；胃气壮，五脏六腑皆壮也。"《黄帝内经》说："人无胃气日逆，逆者死"，这些都说明了脾胃对人体的重要性，脾胃生理出现异常，表现为消化不良、食欲不振、腹胀、恶心、呕吐、打嗝、肠胃溃疡等症状。因此，人要养生要延年益寿，必须要保养好自己的脾胃，俗话说，脾胃病是"三分治七分养"，"七分养"就是用饮食来调养，因此，饮食上要注意以下原则。

（1）节制饮食，饮食要有规律，不偏食、不挑食、不暴饮暴食，要细嚼慢咽，一日三餐要合理安排，少食多餐，减少胃的压力。

（2）饮食宜清淡，不宜辛辣，减少辛辣对胃的刺激。

（3）食物要熟烂，饮食宜热不宜冷，宜软不宜硬，不要吃太过硬的食物，不宜吃太冷的食物，减少对胃的刺激。

（4）少食油炸、腌腊等不宜消化吸收的食物，多食用一些易于消化吸收的食物。

二、健脾胃保健膳食制作

葱油扁豆

主　　料：鲜嫩扁豆300克。

调 辅 料：精盐4克，味精2克，胡椒粉3克，香油5克，葱8克。

烹调方法：拌。

制作过程

❶加工：将扁豆洗净去老筋放入水中焯透，捞出沥水，散热。

❷烹调：将葱切末放入香油中炒，滤出葱取

香油置凉，将扁豆切成丝加胡椒粉、味精、盐、葱油拌匀即可食用。

特点

色泽艳丽，口感爽脆。

保健作用

此菜品健脾、养胃，适用于脾胃之气不足之人经常食用。

蚝油牛肉

主　　料：牛肉1000克（去筋络）。

调 辅 料：精盐1克，味精2克，黄酒4克，蚝油25克，葱5克，绵白糖3克，色拉油500克（实耗50克），干淀粉10克，蛋清1个，小苏打2克，香油少许。

烹调方法：熘。

制作过程

1. 加工：牛肉洗净切薄片，加黄酒、蛋清、小苏打、适量水腌20分钟后再加水、淀粉拌匀。
2. 烹调：将油倒铁锅中烧热至120℃，放入牛肉片滑油至断生出锅；锅底留油，加蚝油、白糖、精盐、葱、味精、水烧开，再加少许淀粉勾芡，再将牛肉放入，加少许香油炒匀即可。

特点

滑嫩爽口，口味独特。

保健作用

补脾胃、益气血，可治脾虚水肿、虚损消瘦等症。

松鼠黄鱼

主　　料：大黄鱼1尾（约重750克）。

调 辅 料：葱、蒜、姜各10克，酱油10克，醋100克，绵白糖200克，干淀粉250克，湿淀粉50克，色拉油500克（实耗100克）。

烹调方法：熘。

制作过程

1. 加工：黄鱼去鳞，开膛取出内脏，洗涤干净，去龙骨后，在肉面上剞松鼠形花刀；葱、姜去皮洗净。
2. 烹调：将油倒入铁锅中用大火烧至160℃左右时，把鱼拍上干淀粉，做成松鼠形状放入油锅里进行炸制，待鱼基本成形时，把鱼捞出，待油热后再复炸一遍，捞出放入盘里；另起锅放40克油，放入葱姜蒜炸香，依次放入醋、绵白糖、酱油、水烧开，待糖溶化后加入湿淀粉，烧开后淋在鱼上（其制作是和第二次鱼复炸时同时进行的）。

特点

造型美观，外酥里嫩，酸甜适口。

保健作用

本菜品健脾、开胃、益气、安神，适用于脾胃虚弱之食少不饥、倦怠乏力、水肿及营养不良诸症，此菜也是很好的时令菜肴。

白煨猪肚

主　　料：净猪肚1只（约重750克）。

调 辅 料：精盐10克，味精4克，小茴香50克，姜10克。

烹调方法：拌。

制作过程

❶ 加工：将猪肚洗净切成3厘米的块，小茴香、姜用纱布包好。

❷ 烹调：锅内放水，投入猪肚块、纱包，旺火烧开，用小火炖至酥烂后，再加入精盐和味精即可，待凉后出锅冷拌即可食用。

特点

酥烂可口，味道浓郁。

保健作用

健胃、补虚损、止腹泻，也是糖尿病病人宜食用的理想菜肴。

红烧鳜鱼

主　　料：鳜鱼1条（约重750克）。

调 辅 料：酱油25克，蒜瓣5个，黄酒20克，味精3克，精盐3克，姜8克，葱8克，绵白糖3克，色拉油200克（实耗100克），淀粉10克。

烹调方法：烧。

制作过程

❶ 加工：将鳜鱼宰杀后去鳞、去内脏，洗涤干净，在鱼身上剞斜一字刀，抹上精盐、黄酒，腌10分钟。

❷ 烹调：油锅烧热至150℃左右时，放入鱼煎至两面呈金黄色时捞出锅；锅底留油放入葱、姜、蒜炸香，依次放入煎好的鱼，加酱油、黄酒、绵白糖，加开水烧开，直到鱼成熟，然后加入味精，勾芡出锅即可食用。

特点

肉质鲜嫩，鲜香味美。

保健作用

此菜具有补虚劳，益脾胃，滋补身体，养血化瘀，治肠风下血的作用。

红枣糯米粥

主　　料：糯米200克。

配　　料：红枣80克。

调　　料：白糖100克。

烹调方法：煮。

制作过程

❶ 加工：将糯米洗净，红枣也洗净并用水泡至回软。

❷ 烹调：将红枣和糯米一同下锅，加入适量

的水，用中火煮开后，改用小火熬至汤汁浓稠后，放入白糖即可食用。

特点

汤汁黏稠，甘甜滑爽。

保健作用

红枣又称干枣、美枣、良枣，含有糖类、蛋白质、有机酸、胡萝卜素、B族维生素、维生素C、维生素P和钙、磷、铁等。此菜具有补脾益气的作用，主要适用于脾胃虚弱之食少纳差、消瘦乏力、腹胀腹痛等病症的调养。

羊肉桂茴汤

主　　料：羊肉500克。

调 辅 料：精盐10克，肉桂5克，小茴香10克，葱10克，姜10克。

烹调方法：煮。

制作过程

1. 加工：将羊肉洗净，切成小块。
2. 烹调：将羊肉放入锅中，再加入肉桂、小茴香、葱、姜、盐，用大火煮熟后即可食用。

特点

汤鲜味醇，肉质鲜香。

保健作用

补脾养胃，温阳补气。适用于脾阳虚引起的形寒肢冷、胃痛、腹胀食少、体倦乏力、肠鸣泄泻等症状的补益。

豆豉鲫鱼汤

主　　料：活鲫鱼1条（约500克）。

调 辅 料：精盐6克，味精3克，香油5克，淡豆豉20克，胡椒粒15克，陈皮20克，葱、姜各10克。

烹调方法：煮。

制作过程

1. 加工：将鲫鱼宰杀后去鳞、去鳃及内脏，洗净，入沸水锅中稍烫捞出；将胡椒拍碎后备用。
2. 烹调：锅内加清水适量，下豆豉、胡椒、陈皮、葱、姜、盐，用旺火烧开后下鲫鱼，然后改用小火煮约半小时即可，加入少许味精，淋入香油，食时既要饮汤又要吃肉。

特点

汤鲜味厚，肉质鲜嫩。

保健作用

补脾温胃，温阳补气。适用于脘腹胀满、体虚乏力、食少纳差、形寒肢冷、肢面浮肿等症状的调补。

肉桂甘草牛肉

主　　料：牛肉3000克。

调 辅 料：精盐5克，肉桂10克，甘草10克，葱8克，姜8克，八角5克，黄酒5克，醪糟汁10克，绵白糖2克，牛肉汤500克，色拉油50克。

烹调方法：煸。

制作过程

❶ 加工：将牛肉片去筋膜，顺肉纹切成约200克的肉块，用沸水煮至三成熟时，捞出凉凉，切成宽厚各1厘米、长3.6厘米的肉条。

❷ 烹调：将铁锅置小火上，加入肉汤，放入牛肉条、肉桂、甘草、八角、葱、姜、醪糟汁、盐、白糖、黄酒、色拉油，煮1小时左右（在煮时要随时进行翻动，以免粘锅），待煮至肉汤快要干时，不断翻炒至锅中发出油爆的响声，捞出，沥干油，拣出葱、姜、八角、肉桂、甘草等即可上桌食用。

特点

干香味浓，口味独特。

保健作用

补益脾胃，温中散寒。适用于胃寒隐痛、体虚消瘦、神倦乏力、肢面浮肿、形寒肢冷等病症的调补。

山药糕

主　　料：山药500克，豆沙馅150克。

配　　料：年糕150克。

调 辅 料：绵白糖150克，面粉100克，食用红绿色素少许。

烹调方法：蒸。

制作过程

❶ 加工：将山药洗净后上笼蒸烂，凉凉。把白糖分成两份，一份加食用红色素，一份加食用绿色素；将蒸好的山药剥去皮，捣成泥状，加入面粉，揉成面团，再分成两块。

❷ 烹调：取一块山药面团，擀成12厘米见方的块状，再把豆沙馅捏成同样大小的块，放在山药面块上面，把年糕切成1毫米厚的片，铺在豆沙馅上面。把另一块山药面团擀成同样大小的块，放在年糕上铺平。然后切成两半，将其中的一半撒上红色糖粉，另一半撒上绿色糖粉。然后将红色、绿色的山药糕拼好，切成4条，再把每条各切成5块，上笼蒸熟即可出锅食用。

特点

色形兼备，软糯甘甜。

保健作用

补脾和胃，益气滋阴，适用于食欲不振、消化不良、咽干腹胀、手足心热、神倦乏力、体虚消瘦等症状。

任务4 养心安神保健膳食制作

◎ 任务驱动

1. 了解和掌握养心安神保健饮食原则。
2. 了解和掌握养心安神保健膳食制作。

◎ 知识链接

一、养心安神保健饮食原则

安神，是指精神安定，不急躁、不烦心、能够冷静、客观地处理和思考问题，安定神志、蓄养精神。即《黄帝内经》中所说的“精神内守”，而“精神内守”可做到“病安从来”。

中医上认为心为神之居，血之主，脉之宗，包括实质有血肉的心脏，也意指产生思维具有意识的大脑，神的解释分为广义和狭义的两种，广义的神是指人体生命活力的外在表现，通常所说的神气、神色、神智等都属于广义的神，而狭义的神则是指人的精神和思想活动，主要包括精神意识和思维活动，狭义的神在一定条件下能影响人体各个方面的生理功能的协调与平衡，精神振奋，神志清楚，思考才能敏捷，工作效率和生活质量才能提高。

神志不安的病症主要与心和肝有密切的关系，心肝血虚或心阴不足则可能会导致心悸、失眠、精神恍惚、心神不宁、精神疲惫、烦躁、头晕、心慌、惊惶等症状。因此，饮食上要选用养心安神的食物。如酸枣仁、莲子、百合、菊花、桂圆、薏米、柏子仁、远志、珍珠小麦、首乌藤、人参、天麻、西洋参、黄芪、川芎等药材具有很好的养心安神的作用，都可以用来制作养生的汤粥药膳。薏米、莲子、百合、冬瓜仁的组合能够起到很好的养心安神的作用，薏米可以解热，莲子清热安神，百合则可以清心，冬瓜仁则可以清热解毒，活血利湿。用这几样食材做粥，既可以养心血清心热，还可以养心安神。

二、养心安神保健膳食制作

刀豆烧肉

主　料： 五花肉250克。

配　料： 鲜刀豆500克，茭白30克。

调辅料： 精盐3克，酱油25克，味精3克，姜末7克，黄酒4克，色拉油750克，高汤200克，湿淀粉5克。

烹调方法：烧。

制作过程

1. 加工：将五花肉洗净，切成0.5厘米见方的条，刀豆撕去两边硬筋，切成5厘米长，茭白切条。
2. 烹调：油锅置火上，倒入色拉油，待油温160℃左右，投入刀豆，旺火旺油炸半分钟，见刀豆软即捞出沥油；锅留底油，放入肉条煸炒成形后加入酱油、茭白条、炸过的刀豆、姜末、黄酒、精盐炒几下，加高汤烧2分钟，加味精、湿淀粉勾薄芡即可。

特点

芡汁明亮，口味鲜美。

保健作用

健脾和中，消暑化湿，安神养心。

豆苗菊花鱼

主　　料：青鱼（中段）500克。

配　　料：豌豆苗50克。

调 辅 料：精盐2克，黄酒25克，酱油20克，味精2克，绵白糖20克，姜5克，葱5克，香油5克，色拉油500克（实耗75克），干淀粉100克。

烹调方法：炸。

制作过程

1. 加工：青鱼洗净去内脏、龙骨，刹菊花花刀，得鱼坯8块，将鱼坯放入碗中放酱油、黄酒腌10分钟，再拍干淀粉。
2. 烹调：滑锅放油，旺火烧至油温160℃左右时，把鱼皮向上、鱼肉向下，放在锅里炸，呈金黄色出锅，花纹向上摆在盘里；锅留底油，下进姜、葱、酱油、精盐、糖，加水烧开，放豌豆苗，翻炒几下，加味精、香油，装盘绕菊花鱼一周即可。

特点

鱼肉鲜嫩，造型美观。

保健作用

本菜品具有滋补肝肾，养血安神等作用。

芝麻鱼排

主　　料：净草鱼肉300克。

配　　料：芝麻60克。

调 辅 料：精盐5克，黄酒5克，味精3克，胡椒粉3克，色拉油500克，花椒盐5克，鸡蛋3个，精面粉100克。

烹调方法：炸。

制作过程

❶ 加工：将净鱼肉切成8厘米长、3厘米宽、0.6厘米厚的片，加黄酒、精盐、胡椒粉、味精腌渍；鸡蛋磕入碗中，打散；芝麻淘洗干净用微火炒至淡黄色时，倒出凉凉，搓去外皮，盛在大盘内。将腌渍过的鱼片，沾上一层干面粉，然后拖上一层鸡蛋液，再放在芝麻盘内均匀地沾上一层芝麻。

❷ 烹调：锅内加油上火烧热至150℃左右热时，将鱼片下锅，炸至外表呈金黄色时，捞出控净油，切成1.5厘米宽的条，码在盘内，食用时带花椒盐即成。

特点

色泽金黄，外酥内嫩。

保健作用

芝麻是健脑益智良物，所以说草鱼与芝麻搭配制成菜肴确是健脑益智的良好佳肴。

茉莉花美人豆腐

主　　料：豆腐250克。

配　　料：新鲜茉莉花15朵，牛奶500克。

调 辅 料：核桃仁75克，精盐6克，胡椒粉8克，味精5克，鸡蛋2个，面粉50克，鸡清汤100克，淀粉20克，色拉油500克（实耗40克）。

烹调方法：烩。

制作过程

❶ 加工：茉莉花去蒂，洗净，放入明矾水里浸泡片刻，捞出洗净，放清水中浸泡；将豆腐碾碎，放入瓷盆中，打入鸡蛋，加盐、淀粉、胡椒粉、味精搅拌均匀，做成20个丸子，每个丸子中包一个净核桃仁。

❷ 烹调：炒锅放色拉油烧至六成热，投入丸子，炸成金黄色，捞出沥油；炒锅留少许油，放入面粉，炒至起沙，呈微金黄色出香味时，将250克滚开的牛奶冲入，用力搅拌均匀，成洁白光亮的稠糊，再倒入余下的另一半牛奶，继续搅拌均匀，放入鸡清汤，煮开后放盐、味精，最后将豆腐丸子放入，撒匀茉莉花即可离火，盛入汤盆即可食用。

特点

汤汁浓白，豆腐软嫩。

保健作用

本菜不但具有其他菜肴所共有的益心力、增神思等功效，还因有鲜茉莉花的清香而花香四溢，清淡可口。茉莉花理气、开郁、和中，是夏天的时令佳肴。

龙井鱼片

主　　料：净青鱼肉300克。

配　　料：龙井茶叶1克，熟火腿末10克，熟竹笋20克，水发香菇20克。

调 辅 料：精盐3克，味精2克，黄酒2克，鸡蛋清1个，鸡汤50克，湿淀粉10克，熟猪油500克（实耗50克）。

烹调方法：滑炒。

制作过程

❶ 加工：将青鱼肉切成长5厘米、宽2.5厘米、厚4.2厘米的片；将竹笋、香菇切成小薄片；将鱼片放入碗内加精盐、湿淀粉、鸡蛋清拌匀上浆；龙井茶叶放入杯中用开水50克浸泡，加盖泡约1分钟，滗去水，留下茶叶待用。

❷ 烹调：锅放置火上，加入熟猪油，烧至120℃左右热时，放入鱼片，用铁筷子划散，至刚熟时捞出，控净油待用。锅内留油少许放中火上，加入鸡汤、精盐、黄酒、味精、香菇片、竹笋片，烧开后下入鱼片轻轻颠翻几下，用湿淀粉勾芡，放入茶叶，颠翻均匀，淋上熟猪油，出锅装盘，撒上火腿末即成。

特点

鱼片洁白，咸鲜适口。

保健作用

青鱼有增神思、补胃醒脾的功效，青鱼与龙井茶搭配在一起制成菜肴具有清心健脑的功效。

炖鳝酥

主　　料：活的大黄鳝1000克。

配　　料：猪肋条肉50克，蒜瓣50克。

调 辅 料：精盐8克，味精5克，黄酒50克，酱油8克，绵白糖3克，葱段10克，姜片10克，高汤500克，色拉油500克（实耗50克）。

烹调方法：炖。

制作过程

❶ 加工：将鳝鱼宰杀后，剖腹去内脏，洗净血水，脊背朝下，放在案板上，用刀尖沿着腹内脊骨的一边，从颈部划至尾部，使骨肉分开，之后斩断颈骨，抓住鱼头平片去骨，再斩掉鱼头，在肉面剞丁字刀，切成6厘米长的段，洗净，用洁净的抹布吸去水分，将猪肉也切成片。

❷ 烹调：锅上旺火烧热，加上色拉油，烧至160℃左右热时，放入鳝段炸至金黄色时捞出。将鳝段、肉片、姜片、葱段、精盐、味精、酱油一起放入砂锅中，加入高汤、黄酒置旺火上烧沸后，加白糖盖上锅盖，移至小火上烧至鳝肉酥烂；炒勺置旺火上烧热，加色拉油少许烧热至150℃左右时，放入蒜瓣炸香，倒入砂锅中，稍炖即成。

特点

肉质酥烂，蒜香味浓。

保健作用

中医认为鳝鱼可补虚损，除风湿，强筋骨。黄鳝含有较丰富的蛋白质和脂肪及微量元素，对人体有裨益，是健脑益智的佳肴。

酥海带

主　　料： 水发海带500克。

配　　料： 大白菜外帮500克。

调 辅 料： 精盐15克，味精8克，绵白糖50克，酱油10克，醋100克，花椒8克，香油10克，葱、姜丝各10克，猪骨头2000克。

烹调方法： 焖。

制作过程

❶ 加工：将海带洗净，每根都卷成卷，用白线捆住；猪骨头洗净，把肘子骨砸断；大白菜外帮洗净待用。

❷ 烹调：锅内先放入猪骨头，再摆放一层海带卷，撒上一层葱姜丝，再摆上一层海带卷，再撒上一层葱姜丝，如此将海带全部摆完，放上用纱布包好的花椒包，盖上一层大白菜帮。加入酱油、盐、味精、白糖、醋、水，盖上盖子，用旺火烧开后，用微火加热3小时左右，打开盖，倒入香油，盖上盖，继续加热半小时，端下来，焖一会儿即可。此菜既可热吃也可冷吃。

特点

口感软糯，味道浓香。

保健作用

该菜具有健脑补脑，化痰软坚，利水泄热，增强人体的新陈代谢等功能。

烩双菇

主　　料： 罐装蘑菇（或鲜蘑菇）200克，鲜香菇50克。

调 辅 料： 精盐7克，味精4克，绵白糖2克，葱、姜末各10克，香油5克，花生油20克，湿淀粉10克。

烹调方法： 焖。

制作过程

❶ 加工：将鲜香菇用温水泡至回软，去蒂，洗净一切为二，待用；泡香菇的水不要倒掉（沉淀待用）。

❷ 烹调：勺内加花生油，上火加热到120℃左右时下入葱姜末炸至放香，下入香菇、蘑菇稍炒，加入香菇水、精盐、味精、白糖炒匀，开锅后用湿淀粉勾芡，淋入香油出锅装盘即可食用。

特点

咸鲜适口，质感滑爽。

保健作用

因蘑菇、香菇都是著名的蕈类食品，都有使人健康少疾、益智聪明之功效，该菜是使人安神长寿的佳肴。

紫菜鱼卷

主　　料：净鲜草鱼肉200克。

配　　料：紫菜5片，猪肥膘50克。

调 辅 料：精盐5克，味精4克，黄酒5克，鸡蛋清2个，湿淀粉20克。

烹调方法：蒸。

制作过程

❶ 加工：将净草鱼肉和猪肥肉剁成蓉，然后加入鸡蛋清、水、湿淀粉、黄酒、精盐、味精搅上劲成馅待用。

❷ 烹调：在紫菜上均匀地抹上鱼蓉，然后卷成卷，放在盘子内，上笼蒸熟，取出后整齐地摆放在方搪瓷盘内，上压干净木板，木板上再压重物，待凉后，取出紫菜卷，食用时切成片，整齐地摆放在盘里即可上桌。

特点

形状美观，口味鲜香。

保健作用

该菜具有益智安神，化痰软坚，清热利水的功能。

任务5　延缓衰老保健膳食制作

◎ 任务驱动

1. 了解和掌握延缓衰老保健饮食原则。
2. 了解和掌握延缓衰老保健膳食制作。

◎ 知识链接

一、延缓衰老保健饮食原则

自古以来，人们都希望身体健康，更希望长生不老。但是如何才能长生不老呢？中医养生认为，人体的生长发育、寿命的长短，在很大程度上取决于肾气的强弱。若肾气旺盛就不会变老，同时变老的速度也会非常缓慢，寿命也会延长；反之，肾气衰，变老的速度就会提前，寿命也就短促。因此，凡能补益肾精和强化元气的食物都可增强肾的功能，以激发生命活力，这样就可以起到延年益寿的作用。另外，祖国医学认为，“有胃气则生，无胃气则死”，而胃气是脾胃功能的总和，脾胃共同完成饮食水合的消化吸收功能，如果脾胃虚衰，不能吸收各种营养物质，身体便会出现营养不良，同时出现贫血、水肿、气短、头晕、四肢乏力等各种各样的症状或疾病，从而大大地缩短人的寿命。正如《养老奉亲书》里所言：“故饮食进则谷气充，谷气充则气血盛，气血盛则筋力强。”这里所讲的筋力强即是身体健康的表现，长此下去，人的寿命就会大大地延长。

衰老是一个人不可抗拒的自然规律，科学合理的饮食有助于延缓人的衰老，怎样才能做到科学合理饮食，应注意以下原则。

（1）摄入含抗衰老脂肪酸含量高的食物，主要是指β-3脂肪酸，这种抗衰老脂肪酸主要存在于海产品中，核桃和某些绿色蔬菜中也含有一定量的β-3脂肪酸。

（2）多食用一些纤维素含量高的食物，特别是蔬菜和杂粮，有助于食物的消化和吸收及有害物质的排泄。

（3）定时定量，细嚼慢咽，饮食要有节制，不过量，不暴饮暴食，食物要软烂，易于消化吸收。

（4）摄取足量的蛋白质，适当食用一些肉类，多食用一些蛋乳品、豆类等蛋白质含量高的食品，提高身体的免疫力。

（5）摄取足量健康的脂肪，多食用一些开心果、杏仁、橄榄等含健康脂肪丰富的食物，这些健康脂肪容易被人体消化吸收，调节人体的生理机能。

（6）多食用含抗氧化物质含量高的食物，抗氧化物质能保护细胞免受自由基侵害，常见的抗氧化物质有：维生素C、维生素E、类胡萝卜素、花青素等，这些物质主要存在于颜色鲜艳、色彩丰富的蔬菜和水果中。

二、延缓衰老保健膳食制作

葱头炒羊肉

主　　料：精羊肉150克。

配　　料：洋葱150克，油菜50克。

调 辅 料：精盐3克，黄酒6克，酱油2克，胡椒粉2克，泡辣椒2个，花椒面1克，姜12克，色拉油500克（实耗80克），湿淀粉5克，高汤少许。

烹调方法：炒。

制作过程

1. 加工：羊肉洗净，去白筋切成丝，洋葱、姜洗净切成丝，泡辣椒也切成细丝，羊肉丝加入淀粉上浆。
2. 烹调：炒锅上火放入油烧到60℃左右时，放入上好浆的羊肉丝划开，倒出沥油；另起锅放入少许油烧热，把姜和辣椒炸香后放入滑过油的羊肉，依次放入洋葱、油菜、花椒面、胡椒粉、黄酒、酱油、精盐、高汤，翻炒几下后，再进行勾芡，淋入一点明油后出锅装盘。

特点

口感滑嫩，口味鲜香。

保健作用

羊肉富含蛋白质、脂肪、糖、无机盐、烟酸及维生素A、B族维生素、维生素C等。其性味热，具有暖中补虚，开胃健力的作用。此菜的功能是强身健体，延年益寿。

芽姜炒香菇

主　　料：干香菇100克。

配　　料：芽姜50克。

调 辅 料：精盐3克，味精2克，黄酒4克，绵白糖2克，葱8克，色拉油50克。

烹调方法：炒。

制作过程

1. 加工：把干香菇用700毫升左右的热水泡20分钟，剪去香菇蒂，用清水清洗两遍，然后把香菇中留下的水分用手挤一下；芽姜洗净切成片；葱切末。
2. 烹调：锅内加入色拉油，油热后放葱花炸香加入香菇煸炒，然后放入芽姜、精盐、黄酒、绵白糖、味精，翻炒几下即可。

特点

形状美观，鲜香味浓。

保健作用

降低血脂，可防止动脉硬化，起到延年益寿的作用。

黄参焖鸭

主　　料：雄鸭1只（约1500克）。

配　　料：黄精30克，人参30克。

调 辅 料：精盐7克，味精4克，大葱10克，生姜10克。

烹调方法：焖。

制作过程

1. 加工：将鸭宰杀，煺净毛，去净内脏，用清水冲洗干净，放入砂锅内，黄精、人参洗净也加入砂锅内，加入适量清水；葱切成段，姜切成片备用。
2. 烹调：将砂锅置火上，用大火烧开，再改用小火炖煮2小时左右，至鸭肉熟烂脱骨时，加入葱、姜、精盐、味精，再煮一会儿，即可食用，黄精、人参一起食用。

特点

鸭肉酥烂，汤鲜味醇。

保健作用

黄参焖鸭，乃鸭和黄精、人参两味中药辅以制肴。鸭为滋补之品，价值所共知，而黄精、人参皆为补虚强身、延年护衰之品。中医理论认为，黄精“补中益气，除风湿，安五脏，久服轻身，延年不饥”，人参也有同功，功擅护衰强体，补虚益智。所以，此肴不仅功在补虚，更重强身益寿之效。

党黄猪心

主　　料： 猪心500克。

配　　料： 党参30克，黄芪20克。

调 辅 料： 精盐6克，味精4克，大葱10克，生姜10克，花椒4克，绵白糖2克，香油5克，卤水2克。

烹调方法： 炖。

制作过程

❶ 加工：将党参、黄芪洗净放砂锅内，加清水煎煮三次，提取药液共1500克左右；姜切成片，葱切成段；猪心用刀剖开，挖净瘀血、血管等，冲洗干净，放入开水锅内焯水去血污，捞出冲洗干净。

❷ 烹调：将猪心放锅内，加入药液、葱段、姜片、花椒，用小火煮至六成熟时，捞出凉凉；锅内加入卤水，加入猪心，再用小火煮至熟透；锅内留少量卤汁，加入精盐、白糖、味精、香油，烧开后加入猪心，边烧边向猪心上浇卤汁，待收稠卤汁，并均匀地涂在猪心内外时取出，凉凉用刀切成片即成。

特点

汁浓味厚，肉质鲜香。

保健作用

猪心入馔，取“以脏补脏”的中医理论，因而有补心镇惊等功效。制肴之中，再辅以党参、黄芪两味中药，提取药液共煮，从而增加了此肴的补益功效。党参功同人参，但功效较缓，尤宜常人进补之用。黄芪则被中医理论认为是补药中之长者。现代医药科学也认为黄芪有增强机体免疫功能，使人体提高抗病能力。所以，以党参、黄芪辅而制成的菜肴，补益抗病抗衰之功是显而易见的。

芝麻鸡排

主　　料： 鸡脯肉400克。

配　　料： 芝麻50克。

调 辅 料： 精盐6克，味精3克，香油5克，花椒盐4克，鸡蛋3个，精面粉100克，色拉油500克（实耗50克）。

烹调方法： 炸。

制作过程

❶ 加工：将鸡脯肉用刀片成厚约0.5厘米的大片，撒上精盐、味精、香油抓匀腌渍；鸡蛋磕碗内，用筷子搅散；芝麻淘洗干净，上锅用小火炒至淡黄色，倒出略晾，搓去外皮，盛大盘内；将腌过的鸡脯肉先沾上一层干面粉，然后拖沾上一层鸡蛋液，再滚沾上一层芝麻。

❷ 烹调：锅内加入色拉油，置火上烧至七八成热时，将挂好糊的鸡脯肉，投入油中炸熟，外表呈金黄色时，捞出控净油，用刀切成约1.5厘米宽的条，码在盘中即成，食时配蘸花椒盐。

特点

色泽金黄，外酥内嫩。

保健作用

清代《随息居饮食谱》认为，鸡肉具有“补虚暖胃，强筋骨，续绝伤，活血调经”等功用。而芝麻自古就被人们认为是延年益寿的食品。《神农本草经》说：“芝麻补五脏，益气力，长肌肉，填精益髓，久服轻身不老。”所以，鸡肉与芝麻配而制肴，不仅味美，而且更具有良好的强身益寿之功效。

黄精豆腐

主　　料： 水豆腐200克。

配　　料： 鸡蛋2个，黄精10克。

调 辅 料： 精盐5克，味精3克，葱8克，姜8克，黄酒5克，海米30克，湿淀粉6克，高汤50克。

烹调方法： 蒸。

制作过程

❶ 加工：将豆腐挤压成细泥，盛碗内，磕入鸡蛋，搅匀；海米用清水浸软；葱姜拍碎加清水浸泡后取汁；然后将葱姜汁、湿淀粉、精盐、味精加入豆腐碗内，拌匀成料子；黄精用水泡软，切成小条。

❷ 烹调：将豆腐料子放入抹过油的汤匙（酒杯、小盅均可）中，抹平后，放上海米、黄精，上蒸笼内蒸10分钟左右，取出放在盘中；锅内加入高汤、黄酒、精盐、味精烧开，用湿淀粉勾成稀芡，浇在豆腐上即成。

特点

口感滑爽，口味咸鲜。

保健作用

豆腐是优质的营养食品之一，因含有丰富的植物蛋白而有益于人体。黄精则是中医理论认为滋阴益气、强身壮体的良药，具有延年益寿、抗衰老的作用。《名医别录》说：“黄精，补中益气，除风湿，安五脏。久服轻身延年不饥。”现代科学证明，黄精能增强心肌收缩力，增加冠状动脉流量，改善心肌营养。而且还能增强机体的免疫功能。因而，有延长寿命的作用。

菖蒲炖猪蹄

主　　料： 猪蹄4只。

配　　料： 菖蒲50克。

调 辅 料： 精盐8克，味精5克，大葱15克，生姜15克，花椒8克。

烹调方法： 炖。

制作过程

❶加工：将猪蹄用火燎净毛，用水浸泡刮洗干净，在上面划上一些刀口，放开水锅中焯去血污，捞出；葱切成段，姜切成片，菖蒲洗净。

❷烹调：将猪蹄、菖蒲、葱段、姜片、花椒、精盐放锅内，加入适量清水，先用旺火烧开，后用小火炖至猪蹄熟烂香醇时，开盖拣去葱段、姜片、花椒、菖蒲，加入味精调好味即成。

特点

汤汁浓白，口味醇厚。

保健作用

《随息居饮食谱》认为，猪蹄爪"填肾精而健腰脚，滋胃液以滑皮肤。长肌肉。可愈漏疡，助血脉……"就是说，猪蹄爪的滋补强壮之功胜于猪肉。中药菖蒲则被认为是健体强身，延年益寿的良味。《神农本草经》中说："蒲，开心孔，补五脏，通九窍，明耳目，出音声。久服轻身，不忘，不迷惑，延年。"按此说来，菖蒲堪称神药了。虽然实效未必如此，但菖蒲炖猪蹄一肴，聚两者补功为一，其效力益彰，常食定然健身强体，功在久远。

蜜饯双仁

主　　料：甜杏仁250克，薏米仁250克。

调 辅 料：蜂蜜500克。

烹调方法：蜜汁。

制作过程

❶加工：将甜杏仁放入锅内用小火炒至酥香，去净内衣；薏米仁也上锅用小火炒至酥香，取出搓去外衣。

❷烹调：将甜杏仁放锅中，加适量水，用旺火烧开后，改用小火煎煮1小时左右，再加入薏米仁，继续用小火加热，待汁将干时，加入蜂蜜烧开，使杏仁、薏米仁沾匀蜂蜜即成。

特点

双仁干香，香甜适口。

保健作用

杏仁、薏米仁，就食疗食补角度而言，各有功效。杏仁有清热解毒，滋润心肺等功效。而薏米仁则有补肾健脾，清热去湿等功效。此肴之中，蜂蜜之功显著。中医理论认为，蜂蜜是良好的滋补之品。《神农本草经》说："味苦，平。安五脏，诸不足，益气，补中，止痛，解毒，除众病，和百药。久服强志，轻身，不饥，不老。"所以蜂蜜被人们视为补品之珍。如此补功卓越者，制成肴馔食之，其补益强壮功效不菲。

五加皮肉条

主　　料：猪瘦肉1000克。

配　　料：五加皮100克。

调 辅 料：精盐10克，味精3克，绵白糖4克，葱10克，姜10克，花椒4克，黄酒10克，香油7克，色拉油500克（实耗50克）。

烹调方法：炸。

制作过程

❶加工：将猪瘦肉片成约2厘米厚的大片，洗净；葱切成段，姜切成片；锅内加入五加皮及清水，先用小火煮1小时左右，再加入猪肉，用小火煮至六七成熟，捞出凉凉后，切成长约6厘米、宽约1厘米的条，放盆内，加葱、姜、黄酒、色拉油、花椒、精盐拌匀，腌渍1小时左右，控净水分。

❷烹调：锅内加入色拉油，烧至七成热时，投入肉条炸至熟透，呈淡黄色时，捞出控净油，盛放盘内，趁热淋上香油，撒上味精、白糖，拌匀即成。

特点

肉质干香，风味独特。

保健作用

猪肉滋补养颜，强身壮体之功人皆所知，而五加皮的功效却小有知者，此药不仅疗疾补功均强，而且也有中医理论认为具有轻身耐老之效。《食疗本草》云：“五加皮，味辛，温，益气，治躄。”古法炮制的五加皮酒，就有益寿之功。猪肉与五加皮制肴，也有养益耐老，强身抗衰之功效。

炒鲜核桃仁

主　　料：鲜核桃仁300克。

配　　料：青菜心6棵，水发香菇50克。

调 辅 料：精盐5克，黄酒5克，味精3克，色拉油50克，香油5克，葱、姜各10克，高汤20克，湿淀粉8克。

烹调方法：炒。

制作过程

❶加工：将核桃仁洗净，放入开水锅中略烫，捞出，剥净皮膜；青菜心洗净，切成段；香菇切成片，葱、姜均切成末。

❷烹调：锅内加入色拉油，置火上烧热，放入葱、姜末爆出香味，烹入黄酒，加入香菇、青菜心、核桃仁翻炒至熟，然后加入高汤、精盐、味精，用湿淀粉勾成琉璃芡，淋入香油推匀，盛出即成。

特点

口感爽脆，咸鲜适口。

保健作用

核桃，又名胡桃，其肉曰核桃仁。中医理论认为它具有“补肾壮阳，温肺定喘，补气润燥，养血化痰，润肌黑发”等多种功能，是一种健康益智的良药。现代医药科学的研究成果表明，核桃仁具有良好的降低血清胆固醇的作用。因此，核桃仁无论入药、入馔皆称美味之品。尤其对于老年人，常食确有强身壮体、延缓衰老、养颜乌发等作用。

任务6 滋阴助阳保健膳食制作

◎ 任务驱动

1. 了解和掌握滋阴助阳保健饮食原则。
2. 了解和掌握滋阴助阳保健膳食制作。

◎ 知识链接

一、滋阴助阳保健饮食原则

滋阴助阳主要是指用滋补阴液作用的食物及用温肾壮阳食物或药物治疗阴虚证和肾虚证。肾为“先天之本”“生命之源”，具有藏精、主水、主纳气、主骨、生髓以及与人的骨骼、血液、皮肤、牙齿耳朵等都有关系，肾虚有肾阴虚和肾阳虚两种，在日常生活中，应选择具有特殊功能的膳食，才能达到强精、壮阳、补肾的目的，在食物选择中，要注意以下原则。

（1）多食用优质蛋白质高的食物。蛋白质含有多种人体必需的氨基酸，对人体细胞构成，提高性能力，消除疲劳具有重要作用。主要来源有肉类、鱼类、蛋乳品及大豆类。

（2）适当摄取一定的脂肪。脂肪中的胆固醇可以转化为人体内的性激素，有利于性激素的分泌及性功能的维持，脂肪中的必需脂肪酸，有助于性功能的提高，特别是有利于一些脂溶性维生素，如维生素A、维生素E等营养物质的吸收。

（3）多选用一些含锌、维生素A、维生素E等与性功能有关的微量元素和维生素高的食物。微量元素锌有助于精子的形成以及性功能、生殖功能的提高，维生素A、维生素E有助于延缓衰老和防止性功能减退的作用。因此，多食用一些动物的内脏、瘦肉、番茄、蛋乳、豆类、文蛤、鲍鱼、牡蛎、鳝鱼、泥鳅、海参、兔肉等食物。

（4）多食用一些动物的肾脏。动物的肾脏含有丰富的蛋白质、多种维生素等，符合中医学中“以脏补脏”的观点。这类食物具有补肾益精的作用，对肾虚引起的腰膝酸软、阳痿、遗精等症状，具有滋补、扶助的作用。

（5）在食物的选择上，还要注意滋阴与清热并用，保血、养血及兼顾理气健脾，慎用对性功能不利的食物。

二、滋阴助阳保健膳食制作

枸杞炖乳鸽

主　　料：鸽子1只（约600克）。

配　　料：枸杞子30克。

调 辅 料：精盐15克，味精3克，葱、姜各20克，花椒5克，八角3克。

烹调方法：炖。

制作过程

❶ 加工：枸杞用水泡发至回软，鸽子经宰杀后去毛及内脏后洗净，用开水焯一下水，以去除血污和不良气味。

❷ 烹调：锅里加水，依次放入鸽子、枸杞、葱、姜、八角、花椒，用大火烧开，用小火把鸽子炖至酥烂后加入精盐、味精即可食用。

特点

汤清味醇，肉烂酥香。

保健作用

枸杞子为著名的滋养强壮药，有明目、降血糖、平血压的作用。乳鸽为较高档的禽类烹饪原料，其肉质细嫩，与鸡肉相比其蛋白质含量更高，脂肪含量更少，滋味鲜美，具有补肝肾、益精血、益气祛风的功效。烹饪中主要适用于蒸、炖、炸、卤等方法。本菜适合于肾虚衰型男女性欲低下者食用。

双鞭壮阳汤

主　　料：牛鞭100克，狗鞭15克，羊肉100克，母鸡50克。

配　　料：枸杞子15克，菟丝子10克，肉苁蓉6克。

调 辅 料：精盐8克，花椒5克，生姜10克，黄酒8克，味精4克。

烹调方法：炖。

制作过程

❶ 加工：将牛鞭加水涨发，去净表皮，顺尿道对剖成两块，用清水洗净，再用冷水漂30分钟；将狗鞭用温水浸泡约30分钟，刷洗干净；将羊肉洗净后，再放入冷水锅焯水，捞入凉水内漂洗干净。

❷ 烹调：将牛鞭、狗鞭和羊肉放入锅内，加入清水烧开，撇去浮沫，放入花椒、生姜、黄酒、母鸡，待烧开后，改用小火煨炖至六成熟时，再用洁净白纱布滤去汤中的花椒和生姜，将菟丝子、肉苁蓉、枸杞子用纱布袋子装好，放入汤内置火上继续煨炖，至牛鞭、狗鞭酥烂时，取出药包不用，并将牛鞭、狗鞭、羊肉和鸡肉捞出；将牛鞭切成3.3厘米长的条，狗鞭切成1厘米长的节，羊肉切片，鸡肉切块，然后把它们一起放汤中烧开后装在大碗内加入味精、精盐和原汤调味即成。

特点

原料酥烂，汤味浓郁。

保健作用

此汤暖肾壮阳，益精补髓。适用于治疗虚损劳伤、肾气虚衰、阳痿不举、滑精、早泄。

韭菜炒河虾

主　　料：河虾200克。

配　　料：韭菜150克。

调 辅 料：精盐4克，味精4克，色拉油50克。

烹调方法：炒。

制作过程

1. 加工：将韭菜洗净切成3厘米长的段，将河虾洗净。
2. 烹调：将锅烧热，放入色拉油，待油烧热，倒入河虾煸炒几下再放入韭菜快速翻炒，加入精盐、味精炒匀即可起锅，既可作为佐膳菜肴，也可作为下酒菜肴。

特点

红绿相间，味道鲜香。

保健作用

韭菜又名起阳草，能托痘疮，下乳汁，壮阳道，是一种强壮补精食物，适用于治疗肾阳虚肾精不固的遗精、阳痿、早泄、遗尿等症。

双喜鱼子豆腐

主　　料：嫩豆腐500克。

配　　料：鲤鱼鱼子100克。

调 辅 料：精盐8克，味精3克，黄酒6克，酱油4克，花椒5克，色拉油500克（实耗50克），生姜丝10克，葱10克，鸡蛋1个，合欢花10克，面粉20克，湿淀粉8克。

烹调方法：熘。

制作过程

1. 加工：将嫩豆腐放入沸水中烫1分钟后捞起，沥去水分，切成3厘米见方的大块；将合欢花置瓦罐中水煎，取头汁与二次汁兑和备用；将蛋清打入碗中，加入面粉、精盐、湿淀粉，拌和成面糊。
2. 烹调：起热锅旺火，加入色拉油，油热后，将豆腐逐块蘸蛋清糊下锅，炸成金黄色时捞出，同时装入盘中；起热锅，将合欢花药汁倒入锅中，放入鲤鱼鱼子、生姜丝、精盐、黄酒、花椒、葱、酱油，鱼子煮熟时加入味精，湿淀粉勾芡；上笼蒸熟豆腐，取出扣在大盘中，将芡汁浇在豆腐上即可。

特点

色泽美观，口感鲜嫩。

保健作用

此菜具有疏肝理气，解郁安神，补精助阳的作用。本菜风味独特，色香味俱全，适合于肝气郁结型女子性欲低下者食用。

糖熘羊尾

主　　料：羊尾250克。

配　　料：熟芝麻25克。

调 辅 料：绵白糖100克，鸡蛋1个，面粉30克，湿淀粉50克，色拉油500克（实耗50克）。

烹调方法：熘。

制作过程

❶加工：将羊尾刮洗干净，用刀切成厚约1厘米、宽约1.5厘米、长约3厘米的条状，放入大碗内，加入鸡蛋清、湿淀粉、面粉抓匀即成。

❷烹调：锅置火上，加入色拉油，烧至160℃左右时，将羊尾挂糊放入锅中炸透捞出，待油温上升至180℃左右时，再把羊尾条放入油中炸至呈金黄色时，捞出控净油；另起锅，加入少许清水，放入白糖，把白糖熬至呈浅黄色的糖液时，把炸好的羊条加入锅内，快速翻锅使糖液均匀的裹到羊尾上，同时撒上熟芝麻，盛出装入盘里即可上桌食用。

特点

色泽金黄，香甜可口。

保健作用

羊尾是肉、皮、骨三位一体的部位。中医认为，它具有暖中补气、补肾强腰等多种功能。此菜不仅味美甘醇，也是难得的美馔佳肴，同时又是功效颇佳的温补肾阳之佳品。

肉苁蓉炖羊腰

主　　料：羊腰500克。

配　　料：肉苁蓉30克。

调 辅 料：精盐6克，味精4克，葱10克，姜10克，胡椒粉4克。

烹调方法：炖。

制作过程

❶加工：羊腰撕去外膜，从中间片开，去净腰臊，用清水洗净，放入开水锅中焯一下水，捞出；肉苁蓉洗净，葱切成段，姜切成片。

❷烹调：将羊腰、肉苁蓉、葱段、姜片一起放入砂锅中，加入适量的清水，用旺火烧开，再用小火炖30分钟左右，以羊腰熟烂为度，拣去肉苁蓉、葱、姜，加入胡椒粉、精盐、味精调好口味即可食用。

特点

汤鲜味浓，风味独特。

保健作用

羊肉、羊肾皆有补肾壮阳之功，但羊肾较之羊肉，其性则平缓。中医有“以肾补肾”的观点，看来确实有一定的道理。羊肾炖之辅之肉苁蓉，其功效更加突出，且补而不峻，助而不烈，平常人食之，得益匪浅。

软炸春卷

主　　料：韭菜250克。

配　　料：鸡脯肉100克，虾仁100克，水发木耳50克。

调 辅 料：精盐5克，味精4克，酱油5克，香油10克，黄酒5克，鸡蛋3个，湿淀粉20克，面粉

20克，色拉油500克（实耗50克），高汤少许。

烹调方法：炸。

制作过程

❶ 加工：将鸡脯肉切成丝，韭菜洗净，虾仁切碎，木耳洗净切成丝；鸡蛋打入碗内，加少许精盐、湿淀粉搅匀，用油锅吊成3张鸡蛋皮，然后从中间割开，共6张；锅内加少许色拉油烧热后加入肉丝略炒，加酱油、黄酒、木耳丝、虾仁、味精、高汤、香油，略炒后用湿淀粉勾芡；面粉加清水调成糊，鸡蛋皮铺平，把炒好的馅料摊在直边一端，其他周边抹上糊，馅的上面放上韭菜，卷成直径约3厘米的卷，边沿沾牢即可。

❷ 烹调：锅内加入色拉油，烧至160℃左右时，将鸡蛋卷放入油中炸至金黄色时，捞出控净油，然后即可装盘食用。

特点

色泽金黄，外酥内嫩。

保健作用

鸡肉补虚养血，填精补髓；鸡蛋也是营养健身的佳品，特别是补血养神。而韭菜在众多蔬菜中以暖胃补肾为肴，下气调养著称，有"壮阳草"之称。鸡肉与韭菜共烹为肴，其滋补肾精，益气壮阳之功不在其他肴馔之下。

烩鳝丝

主　　料：黄鳝500克。

调 辅 料：精盐5克，红糖50克，酱油4克，醋10克，黄酒20克，胡椒粉4克，葱10克，色拉油30克，高汤300克，湿淀粉20克。

烹调方法：烩。

制作过程

❶ 加工：鳝鱼放入冷水锅里，放入少许盐，加上锅盖放在炉火上，用中火烧开，再用小火煮片刻后，捞出过凉（注意不能把鳝鱼煮烂皮），用一根削扁的竹筷子把鳝鱼去骨、去肠、出肉后，再切成3厘米长的段。

❷ 烹调：另起锅放油烧热，入葱炸香后放入鳝丝、高汤，烧开后依次放入葱丝、酱油、醋、黄酒、红糖、精盐、胡椒粉，待再开后用湿淀粉勾芡即可装入钵里上桌食用。

特点

汤汁浓稠，口味鲜香。

保健作用

黄鳝是我国民间常用的滋补食品之一。烩鳝丝是一款传统的佳肴，为宴席之美味，加之它的补养之功，经常食用大益人体，其血足，正气固，身体自然健康。

蜜蒸百合

主　　料：百合500克。

调 辅 料：蜂蜜500克。

烹调方法：蒸。

制作过程

❶加工：将百合洗净，把其瓣分开，把其放入清水中浸泡半个小时后待用。

❷烹调：锅中放入清水烧开后，上放箅子；把百合放入碗里，加入蜂蜜，上笼蒸约1小时即成，此菜可以分次食用。

特点

口感软烂，香甜适口。

保健作用

百合能补中缓急，润肺止咳，润燥滑肠，解毒。此菜的功效是：滋阴润肺，适用于虚火干咳、咯血、颧红、盗汗、五心烦热、咽喉干燥、声音嘶哑等症的滋补。

柠檬汁煎鸭脯

主　　料：鸭脯250克。

配　　料：罐头菠萝150克。

调 辅 料：柠檬汁90克，香油5克，黄酒4克，鸡蛋50克，干淀粉50克，色拉油200克。

烹调方法：煎烹。

制作过程

❶加工：将鸭脯肉洗净片成片，菠萝切成片。

❷烹调：先用鸡蛋液、后用干淀粉将鸭脯拌匀，用旺火烧热铁锅，放入色拉油，待油五成热时，放入鸭脯煎炸，熟后，捞出，沥干油；锅内留少许油，把鸭脯放入，烹入黄酒，加柠檬汁拌炒，再淋入香油，炒匀后装盘，用菠萝块镶边后即可食用。

特点

肉质鲜嫩，果香浓郁。

保健作用

柠檬具有清热解暑、生津止渴、和胃降逆、化痰止咳的功效。此菜的功效是：补阴生津、益胃除烦。适用于心烦口渴、头晕目眩、食少纳差、体倦乏力、咽喉干燥等症状。

思考题

1. 瘦身美容保健的饮食原则是什么？设计两道瘦身美容保健食谱。
2. 补血保健的饮食原则是什么？设计两道补血养生保健食谱。
3. 健脾胃保健的饮食原则是什么？设计两道健脾胃保健食谱。
4. 养心安神保健的饮食原则是什么？设计两道养心安神保健食谱。
5. 延缓衰老保健的饮食原则是什么？设计两道延缓衰老保健食谱。
6. 滋阴助阳保健的饮食原则是什么？设计两道滋阴助阳保健食谱。

项目四　几种慢性病人的膳食配餐

学习目标

1. 了解和掌握几种慢性病的饮食原则。
2. 掌握几种慢性病食疗保健膳食的制作要求和方法。
3. 通过具体实例来加深几种慢性病食疗保健膳食的制作。

任务 1　高血压病人的膳食配餐

任务驱动

1. 认识高血压，了解高血压病人的膳食配餐原则和注意事项。
2. 根据高血压病人的膳食配餐原则和注意事项设计膳食配餐食谱。
3. 根据食谱，烹调相应的食物。

知识链接

高血压病是指体循环动脉收缩期和舒张期血压持续增高的一种心血管病。世界卫生组织（WHO）界定，凡是收缩压≥140mmHg（18.7kPa）或舒张压≥90mmHg（12.0kPa）者均诊断为高血压病。高血压是最常见的心血管病，是全球范围的公共卫生问题之一，其患病率、致残率、死亡率高，是冠心病、脑卒中的主要危险因素。合理的营养膳食是控制、治疗高血压病的重要方法之一。

一、高血压病人的膳食配餐原则

1. 配制低盐饮食

盐是人们烹调时重要的调味品之一。高血压病与高盐饮食有关，临床实验也证明，限制盐的摄入量具有明显的降压作用，由此提出高血压病人日常盐用量不宜过多。《中国居民膳食指南科学研究报告（2021）》中指出吃清淡少盐的膳食有利于健康。世界卫生组织建议每人每日盐用量不超过6克为宜。膳食中含盐分多的食物也应尽量避免，如①调味品：酱油、味精、黑醋、番茄酱等；②盐腌制品：咸肉、咸菜、泡菜、酱菜、豆腐乳、卤味等；③腊味：香肠、火腿、腊肉等；④罐头：蔬菜罐、肉罐等；⑤其他：方便面、咸面包等。

2. 运用高钾食材

高血压患者应多食富含钾的食物。钾有降低血压的作用，高血压患者在接受低钠饮食治疗时给予高钾，可增加降压效果；钾对心肌细胞还有保护作用，因此，高钾低钠饮食对高血压的防治十分重要。蔬菜、水果是钾的良好来源，谷类每100克中含钾100～200毫克，100克豆类中含钾600～800毫克，100克蔬菜、水果中含钾200～500毫克。

高血压患者比较理想的食物品种有：豆类（黄豆、青豆、黑豆、毛豆、蚕豆等）、玉米、腐竹、马铃薯、芋头、竹笋、荸荠、冬菇、柿饼、黑枣、花生、杏仁、香蕉、酸奶、芹菜、番茄、大蒜、黑木耳、洋葱、兔肉、鱼肉、豆制品、橄榄油、西葫芦、鲜蘑菇、苹果、橘子、梨、猕猴桃、柿子、菠萝、核桃、西瓜等。对于鱼、虾、牛奶（最好脱脂）、瘦肉、鸡蛋，因它们优质蛋白质含量高，维生素、钾的含量又高，在配餐时也要选择利用。

3. 能量与脂肪的供给量要适合人体需求

肥胖是导致高血压的一个重要因素，超重使高血压发生危险性增加2～6倍。当高血压患者体重下降后，其血压也常随之下降。造成肥胖和体重增加的一个重要原因是热量摄入过多，热量的摄取量，应以维持标准体重为准，不宜过量；避免摄取过多的单糖、双糖及淀粉砂糖、糖果、馒头、面包、番薯、芋头、玉米等。另一个原因是脂肪尤其是动物脂肪（如猪肉脂肪）吃得多的话，不仅摄入的热量多，胆固醇的摄入量也会随之增多。

二、高血压病人膳食配餐注意事项

1. 调整膳食结构

高血压患者应调整以猪肉为主的膳食结构，提倡鱼肉、鸡肉、羊肉、牛肉等多样化的肉食；烹调宜采用植物油，避免动物油。肥肉、猪蹄、鸡皮、鸭皮等含胆固醇很高，热量也高，易造成动脉硬化，配餐不宜采用。避免食用麻花、油煎饼或油酥等油炸食物。主食因含糖多也应控制食用量。一餐之进食量宜少，一天之总热量应限制，每餐七分饱即可，一天之三餐饮食量，应求平均为宜，或少量多餐也可。

2. 限制饮酒

饮酒是高血压的危险因素之一，少量饮酒对高血压作用不明显，但大量饮酒可引起血压升高。有学者将饮酒细分为大量饮酒和合理饮酒，分析不同剂量下饮酒对高血压的影响。在正常情况下，男性每日摄入的纯酒精量不超过20～40克时被认为是相对安全的。大量饮酒，不论是何种饮品，都能提高血压，并提高心血管疾病的发病率，还会增加高血压患者死亡率。限制饮酒可以在很大程度上减少高血压相关疾病的发生发展，对健康产生长远益处。

三、高血压病人膳食配餐食谱实例

洋葱拌木耳

主　　料：洋葱1个（约120克），水发木耳100克。

配　　料：红椒、青椒各1个。

调 辅 料：精盐1克，味精2克，生抽10克，米醋3克，香油15克。

烹调方法：拌。

制作过程

1. 初加工：洋葱去外皮洗净，木耳洗净，红椒、青椒去瓤洗净。
2. 切配：洋葱切丝、木耳改小朵；红椒、青椒切丝。
3. 烹调：锅中加清水烧开，放入木耳焯水，捞起过凉备用。将洋葱、木耳、辣椒放入盆中，加入精盐、味精、生抽、米醋、香油搅拌均匀，略渍，装盘即可。

特点

色泽鲜艳、爽脆可口。

保健作用

洋葱可降低血压、提神醒脑、缓解压力、预防感冒；木耳具有降血脂和降血糖的作用；二者结合是良好的降压食物。

玉米炒虾仁

主　　料：净虾仁200克。

配　　料：鲜玉米粒150克。

调 辅 料：精盐2克，味精2克，黄酒3克，葱10克，姜5克，水淀粉30克，鸡蛋清5克，鲜汤15克，色拉油600克（实耗50克）。

烹调方法：炒。

制作过程

1. 初加工：虾仁、玉米粒、葱、姜洗涤干净。
2. 切配：虾仁加精盐、黄酒、蛋清、淀粉上浆；葱、姜切末。
3. 烹调：锅置火上，热锅滑油后，加入色拉油，烧至三成热，放入虾仁滑油至虾仁成熟后，捞起沥油。锅中下15克色拉油，烧至六成热，放葱姜末煸香，倒入玉米粒翻炒至七八成熟，倒入虾仁，加入精盐、黄酒、味精、鲜汤，用湿淀粉勾芡，淋油，出锅装盘即可。

特点

色泽鲜亮、虾仁洁白、鲜嫩爽口、营养丰富。

保健作用

玉米具有抗氧化、抗肿瘤、降血糖、提高免疫力和抑菌杀菌的作用；此菜具有降压、滋阴壮阳之功效。

韭菜炒豆芽

主　　料：绿豆芽200克。

配　　料：韭菜100克，水发木耳20克。

调 辅 料：精盐2克，味精3克，白糖3克，葱10克，色拉油15克。

烹调方法：炒。

制作过程

1. 初加工：绿豆芽去根、须洗净，韭菜择洗干净，木耳洗净。
2. 切配：韭菜切寸段，木耳切丝，葱切段。
3. 烹调：锅内加清水烧沸，放入绿豆芽焯水。锅中加色拉油烧热下葱段爆香，依次下韭菜、木耳、绿豆芽翻炒，边炒边加入调味品，待韭菜变绿成熟起锅、装盘、上桌。

特点

吃口脆嫩、保健价值高。

保健作用

具有补肾、健胃、提神、降压、止汗固涩等功效。

黄瓜炒鸡蛋

主　　料：鸡蛋3个。

配　　料：黄瓜2根（约250克）。

调 辅 料：精盐3克，葱10克，色拉油30克。

烹调方法：炒。

制作过程

1. 初加工：黄瓜、葱洗净。
2. 切配：黄瓜切菱形片；葱切末；鸡蛋打开，蛋液放在一起，加一半葱末、精盐搅打均匀。
3. 烹调：锅上火加入色拉油15克烧热，下蛋液炒至凝结打散，盛出待用。锅中加色拉油15克烧热，用另一半葱末炸香，放入黄瓜翻炒，放入炒好的鸡蛋、精盐翻炒至黄瓜断生，出锅装盘即可。

特点

鸡蛋鲜嫩、黄瓜爽脆。

保健作用

具有清热祛火、降压解毒之功效。

芦笋炒鲜鱿

主　　料： 鲜鱿鱼200克。

配　　料： 芦笋200克。

调 辅 料： 精盐3克，味精2克，黄酒5克，鱼露5克，白砂糖3克，蒜蓉10克，湿淀粉30克，色拉油1000克（实耗30克）。

烹调方法： 炒。

制作过程

1. 初加工：鱿鱼洗净；芦笋去根部，外皮洗净。
2. 切配：将鱿鱼里面向上平铺案上，先用斜刀法，后用直刀法将鱿鱼剞麦穗花刀。芦笋去老根，斜切成马蹄段。将精盐、黄酒、味精、鱼露、白砂糖用湿淀粉兑成兑汁芡。
3. 烹调：芦笋入沸水锅焯水，冷水过凉。锅置火上，热锅滑油后加入色拉油烧至六成热，下鱿鱼过油，快速捞出。锅置火上，加入色拉油，下蒜蓉爆香，加入芦笋、鱿鱼翻炒均匀，倒入兑汁芡。快速翻炒均匀，淋油，起锅装盘即可。

特点

鱿鱼洁白、芦笋碧绿、口感爽脆。

保健作用

具有降低血液中胆固醇的浓度、调节血压、保护神经纤维、活化细胞的作用。

椒盐带鱼

主　　料： 带鱼500克。

调 辅 料： 精盐2克，味精2克，黄酒5克，椒盐10克，葱10克，姜10克，干淀粉100克，色拉油1000克（实耗100克）。

烹调方法： 炸。

制作过程

1. 初加工：带鱼去内脏洗净；葱、姜洗净。
2. 切配：葱切段拍松、姜切片拍松。带鱼切5厘米长段，加入精盐、黄酒、味精、葱、姜腌渍20分钟，然后拍干淀粉。
3. 烹调：锅置火上，倒入色拉油，烧至六成热时，将拍粉的带鱼下锅炸制，炸至两面金黄、带鱼成熟、外酥里嫩时捞出沥油，出锅装盘，撒上椒盐即可。

特点

肉质细嫩、鲜香味美。

保健作用

具有补虚、解毒、止血、降压之功效。

豉汁鲢鱼头

主　　料：鲢鱼头1只（重约750克）。

调 辅 料：精盐2克，味精2克，豉汁10克，黄酒5克，胡椒粉2克，大葱15克，姜15克，大蒜10克，干红辣椒3克，色拉油80克。

烹调方法：蒸。

制作过程

1. 初加工：鱼头去鳃、去鳞、黑衣洗净；葱、姜、蒜、辣椒洗净。
2. 切配：鱼头剖成两瓣；辣椒切丝；蒜拍剁成蓉；葱、姜一半切丝，一半切段和片拍松。
3. 烹调：锅置火上，加清水烧开，将鱼头快速焯水捞出，然后用精盐、味精、黄酒、葱段、姜片拌匀腌渍10分钟。蒸锅上火，大火烧开，将鱼头放入盘中上蒸锅，大火蒸约10分钟，待鱼头成熟取出，平铺在鱼盘内，盘中倒入豉汁，撒上葱丝、姜丝、蒜蓉、辣椒丝、胡椒粉。另起锅，加入色拉油，烧热后，浇在鱼头的葱姜丝上即可。

特点

鱼肉鲜嫩、豉汁味醇。

保健作用

具有健脑、降压、增强记忆之功效。

豆芽炒蘑菇

主　　料：鲜白蘑菇300克。

配　　料：黄豆芽150克，青、红椒各1个。

调 辅 料：精盐3克，味精2克，白砂糖3克，香油2克，色拉油20克，葱10克，姜5克。

烹调方法：炒。

制作过程

1. 初加工：蘑菇洗净；黄豆芽去根须洗净；青、红椒去瓤洗净，葱、姜去皮洗净。
2. 切配：蘑菇切厚片，青、红椒切丝；葱、姜切末。
3. 烹调：锅中加清水烧沸，分别下蘑菇、黄豆芽焯水。锅置火上，热锅滑油后，加入色拉油烧热，下葱、姜末炸香，放入蘑菇、豆芽、青红椒丝，随之加入精盐、味精、白砂糖用旺火翻炒，淋入香油，出锅装盘即可。

特点

色泽洁白鲜艳、鲜嫩可口。

保健作用

对高血压、冠心病有一定辅助作用。

■ 思考题

1. 通过以上8种菜例，你还能做出什么菜？另举10例说明。
2. 以上8例菜肴有什么共同点？
3. 请写出“洋葱拌木耳”实训报告。
4. 高血压患者膳食配餐食谱设计时应注意什么？

任务 2　糖尿病病人的膳食配餐

◎ 任务驱动

1. 认识糖尿病，了解糖尿病病人的膳食配餐原则和注意事项。
2. 根据糖尿病病人的膳食配餐原则和注意事项设计膳食配餐食谱。
3. 根据食谱，烹调相应的食物。

◎ 知识链接

糖尿病是一组以高血糖为特征的代谢性疾病，患者常有糖、蛋白质、脂肪等代谢紊乱，严重时发生水、盐、酸、碱代谢的全面紊乱。高血糖则是由于胰岛素分泌缺陷或其他生物作用受损，或两者兼有引起。糖尿病与高血压、冠心病、肥胖、脂肪肝一起被称为“富贵病”。糖尿病病人长期存在的高血糖，易导致各种组织特别是眼、肾、心脏、血管、神经的慢性损害及功能障碍。糖尿病的类型可分为1型糖尿病、2型糖尿病、其他类型糖尿病等，其他类型较为少见。对于一部分轻型糖尿病患者单用饮食疗法就可控制病情，糖尿病病人要对饮食作出合理的调配，尤其要控制膳食总热量与糖（碳水化合物）的摄入量，合理配餐与编制食谱是控制糖尿病的有效手段。

一、糖尿病病人的膳食配餐原则

糖尿病病人的膳食配餐，不同于其他疾病的膳食配餐，在糖尿病的治疗方法中，首选的就是饮食疗法，对糖尿病患者的配餐，不单纯是一个营养问题，还要具有“治疗”的意义，在为糖尿病患者配餐过程中，应掌握以下原则。

1. 热量的摄入量不宜高

在为糖尿病患者配制餐谱时，热量的供给量要根据患者的年龄、性别、身高、体重、体力活动量、病情等综合因素来确定。肥胖者每日总热量不宜超过1500千卡，且要严格控制总热量和食物脂肪含量。儿童、青春期、哺乳期、消瘦及有慢性消耗性疾病的可酌情增加总热量。年龄大者较年龄小者供给量要少，成年女性比成年男性所需热量也要少些。食物中三大营养素（蛋白质、脂肪、糖类）的分配比例应通过计算方法并结合药物情形来决定。不同情况下人群每日每千克体重所需热量见表2-1。

表 2-1　　不同情况下人群每日每千克体重所需热量

人群类别	热量需要量 /（千卡 / 千克）
4 岁以下儿童	50
4 ~ 10 岁儿童	40 ~ 45
11 ~ 18 岁青少年	40
成人重体力劳动者	40
成人中等体力劳动者	35 ~ 40
成人休息者	25 ~ 30
超重患者	每千克体重所需热量减少 15%
消瘦者	每千克体重所需热量增加 15%
孕妇、乳母	每千克体重所需热量增加 10% ~ 20%
成人标准体重，一般按每千克需要热量 25 ~ 30 千卡计算	

2. 食材的应用需遵循限量、少油、低盐三个原则

限量就是均衡饮食，定时定量，注意限制糖类物质的过多摄入。糖类摄入越多，胰岛功能就越低下，体内分泌与代谢就越紊乱。少油，即少用脂肪，并且只宜食用少量植物油或动植物混合油，不宜食用肥肉、鸡皮、猪皮、猪肠等；油炸、油酥类食品，含脂类多的坚果，如瓜子、花生、松子等应尽量不吃或少吃。低盐，糖尿病人的饮食以清淡为原则，盐的摄入量每日不超过10克，以6克以下为宜，盐过多摄入会使血液浓度升高，加重动脉硬化，引发高血压、冠心病及脑中风等。如果糖尿病病人未并发高血压、冠心病，副食及脂肪类食物可不作限制。

3. 糖尿病患者应多食粗粮

粗粮中含有高膳食纤维，不仅能充饥，而且还可降低血糖，减少糖的吸收，降低胆固醇，保持大便通畅。另外还可以适当多配一些柔嫩的含粗纤维多而含糖分、淀粉少的新鲜蔬菜。

4. 食物的烹调方法以低油为原则

食物的烹调最好采用清炖、清蒸、水煮、凉拌等烹调方法为主，少用油炸方法；不用或少用动物油，以豆油、花生油、玉米油等为主；避免勾芡，不用含糖量高的调料；不用或少用辛辣、燥烈性调料，如胡椒粉、辣椒等。

二、糖尿病病人膳食配餐注意事项

1. 主食要定量

糖尿病患者膳食安排要定时定量，供给量根据病人具体情况及病情而定，主食食用多了会升高血糖，加重病情；也不能太少，少了又会发生营养不良及低血糖，降低机体抵抗力。要保证血糖的相对稳定，不能大起大落、忽高忽低，如有饥饿感，可多吃些含糖量在4%以下，而纤维素较高的蔬菜，如大白菜、小白菜、菠菜、卷心菜、芹菜、茄子、南瓜、冬瓜、丝瓜、苦瓜、豆角等。为糖尿病患者配营养餐时还要注意选用含优质蛋白质的食物及含钙量高的食物，如大豆、虾、牛奶、鸡蛋等。

2. 糖尿病病人要谨慎食用水果

糖尿病病人食用水果，应根据病情及水果含糖量的多少进行选择，若病情没有得到控制，血糖、尿糖都高，最好不要在饭后再食用水果，若食用时，则应在餐前1小时进食。因果糖的代谢不依赖胰岛素，因此含果糖的水果可以食用。

3. 糖尿病病人应戒除烟、酒

吸烟会刺激人体肾上腺素分泌，使血管收缩，胰岛素分泌减少；饮酒会增加体内热量，升高血压，容易引起低血糖昏迷，甚至可致人死亡。

三、糖尿病病人膳食配餐食谱实例

南瓜烧鸡

主　料： 净光鸡1只（约1200克）。

配　料： 南瓜500克。

调 辅 料： 精盐3克，黄酒10克，酱油15克，葱15克，姜5克，色拉油100克，八角2个，花椒5克。

烹调方法： 烧。

制作过程

❶初加工：鸡肉洗净，南瓜去外皮洗净，葱、姜洗净。

❷切配：鸡肉剁成3厘米见方的块；南瓜切

成滚料块；葱切段拍松；姜切片拍松。

❸烹调：锅上火烧热，加入色拉油，下葱段、姜片、八角、花椒炸香，加入鸡肉煸炒至水分挥发，加精盐、酱油、黄酒、清水烧开，加入南瓜块，继续烧至鸡肉、南瓜熟烂（南瓜用筷子可以穿透），出锅装盘即可。

特点

口味鲜美、鸡肉酥香、略带南瓜特有甜味、营养丰富。

保健作用

具有理气开郁、壮阳、保肝、增强免疫力及增加体力的作用。

口蘑炖冬瓜

主　　料： 冬瓜500克。

配　　料： 口蘑罐头1听（200克），火腿80克。

调 辅 料： 精盐5克，味精2克，黄酒20克，胡椒粉2克，葱5克，姜5克，熟猪油20克，鸡油10克，鸡清汤300克。

烹调方法： 炖。

制作过程

❶初加工：冬瓜去皮、瓤洗净；口蘑洗净；葱、姜洗净。

❷切配：冬瓜切0.5厘米厚的片；火腿、口蘑切片待用；葱切段、姜切片。

❸烹调：把冬瓜放入沸水中焯透，捞出用凉开水过凉；将火腿片与冬瓜片、口蘑片码入砂锅中，放入精盐、黄酒、熟猪油、葱、姜、胡椒粉、鸡清汤，大火烧开，小火炖透，加入味精，淋入鸡油即可。

特点

口味清淡、汤汁鲜美。

保健作用

冬瓜是天然利尿消肿剂，对糖尿病病人有良好的消肿作用。

海米拌西芹

主　　料： 西芹250克。

配　　料： 海米30克。

调 辅 料： 精盐1克，味精2克，香油10克，米醋2克。

烹调方法： 拌。

制作过程

❶初加工：西芹去皮抽筋；海米浸泡涨发。

❷切配：西芹切0.4厘米粗细均匀的条。

❸烹调：西芹、海米分别焯水并用凉开水过凉。将西芹、海米放一起，加精盐、味精、米醋、香油拌匀即可。

特点

西芹爽脆、色泽碧绿油亮。

保健作用

有促进食欲、降低血压、健脑、清肠利便、解毒消肿、促进血液循环等功效。

黄瓜炒虾仁

主　　料：虾仁200克。

配　　料：黄瓜100克。

调 辅 料：精盐3克，味精2克，黄酒5克，鸡蛋清5克，湿淀粉50克，色拉油600克，鸡清汤10克。

烹调方法：炒。

制作过程

1. 初加工：虾仁洗净；黄瓜去瓤洗净。
2. 切配：虾仁加精盐、黄酒、蛋清、湿淀粉上浆。黄瓜切虾仁大小的丁；将精盐、味精、黄酒用湿淀粉兑成兑汁芡。
3. 烹调：锅置火上，热锅滑油后，加入色拉油，烧至三成热，放入虾仁，滑散成熟后捞起沥油。锅中放少量油，烧热加入黄瓜丁翻炒几下，再倒入鸡清汤、虾仁，倒入兑汁芡翻炒几下，淋油，即可出锅装盘。

特点

色彩艳丽、黄瓜爽脆、虾仁鲜嫩。

保健作用

具有清热利尿、生津止渴、美白肌肤、预防便秘、健脾暖胃、壮阳补肾、强身壮体的作用。

醋椒鳊鱼

主　　料：鳊鱼750克。

配　　料：冬笋50克，水发木耳30克。

调 辅 料：精盐5克，味精3克，黄酒25克，香醋25克，胡椒粉4克，葱5克，姜5克，香菜5克，色拉油50克，肥膘30克。

烹调方法：煮。

制作过程

1. 初加工：鳊鱼去鳞、鳃、内脏，洗净待用；木耳洗净；葱、姜、香菜加工干净；肥膘洗净。
2. 切配：鳊鱼两面剞上斜一字花刀。冬笋切长方形薄片；黑木耳改刀成小朵。葱切段、姜切片、肥膘切丁。
3. 烹调：锅置火上，热锅滑油后，加入色拉油，烧至六成热，放入鳊鱼，两面略煎；煎鱼锅中加入黄酒、葱段、姜片、笋片、木耳及清水、肥膘，大火烧开，待汤汁浓白、鱼肉酥烂时，捞弃葱段、姜片，加入精盐、味精、香醋、胡椒粉，盛入汤盆，撒上香菜末即成。

特点

汤汁乳白，酸辣带鲜。

保健作用

具有补虚、益脾、养血、祛风、健胃之功效，可以用来预防贫血症、低血糖、高血压和动脉血管硬化等疾病。

菠菜木耳炒鱼片

主　　料：净黑鱼肉200克。

配　　料：菠菜20克，水发木耳25克。

调 辅 料：精盐3克，味精3克，胡椒粉2克，黄酒10克，葱10克，姜10克，湿淀粉30克，鸡蛋清5克，色拉油600克（实耗100克）。

烹调方法：炒。

制作过程

1. 初加工：鱼肉洗净；木耳涨发、菠菜洗净；葱、姜洗净。
2. 切配：鱼肉批切成片，加精盐、黄酒、蛋清、湿淀粉上浆。木耳切成小朵，菠菜根据情况适当改刀；葱、姜切末。
3. 烹调：锅置火上，热锅滑油后，加入色拉油烧至三成热，下鱼片滑散至熟捞出沥油备用。锅复上火，加入色拉油15克烧热，放入葱、姜末煸香，再放入木耳、菠菜翻炒，倒入鱼片，加精盐、黄酒、味精、胡椒粉，翻炒均匀，用湿淀粉勾芡，即可出锅装盘。

特点

口味清鲜、鱼片滑嫩、色泽白绿黑相间。

保健作用

具有清肠排毒、美容祛斑的作用。

丝瓜烧牛肉

主　　料：生牛肉750克。

配　　料：丝瓜200克。

调 辅 料：精盐3克，味精2克，黄酒5克，生抽10克，葱10克，姜5克，色拉油50克。

烹调方法：烧。

制作过程

1. 初加工：牛肉洗净。丝瓜去表皮洗净；葱、姜去皮洗净。
2. 切配：牛肉切成5厘米×2.5厘米的块；丝瓜切滚料块，葱切段、姜切片。
3. 烹调：锅中加水烧开，先将牛肉焯水，洗去血污；锅置火上，加入色拉油，加入葱、姜煸香，放入焯过水的牛肉煸炒后加入精盐、黄酒、生抽、清水，用中小火烧至牛肉熟烂。将丝瓜加入牛肉中一起烧制

3~5分钟，加入味精，起锅装盘即可。

特点

营养丰富、牛肉熟烂、丝瓜鲜嫩。

保健作用

具有生津止渴、清热泻火、排毒通便、强身健体的功效。

茭白炒鸡片

主　　料：鸡脯肉150克。

配　　料：茭白100克。

调 辅 料：精盐3克，黄酒5克，味精2克，葱5克，姜3克，湿淀粉50克，蛋清5克，色拉油500克（实耗30克）。

烹调方法：炒。

制作过程

①初加工：鸡肉洗净；茭白去外皮洗净；葱、姜去皮洗净。

②切配：鸡肉切柳叶片，加精盐、黄酒、蛋清、湿淀粉上浆静置待用。茭白切菱形片，葱、姜切末。

③烹调：锅置火上，热锅滑油后，加入色拉油烧至三成热，将上过浆的鸡片放入油中滑散成熟捞出沥油；茭白用沸水焯过，冷水过凉；锅置火上，加入15克色拉油，放入葱、姜末煸香，倒入茭白、鸡片翻炒，加入精盐、黄酒、味精翻炒几下，用湿淀粉勾芡，淋油，出锅装盘即可。

特点

鸡片滑嫩、茭白脆爽、味道鲜美。

保健作用

具有利尿止渴、解酒毒、补虚健体的作用。

思考题

1. 通过以上8种菜例，你还能做出什么菜？另举10例说明。
2. 以上8例菜肴有什么共同点？
3. 请写出“南瓜烧鸡”实训报告。
4. 糖尿病患者膳食配餐食谱设计时应注意什么？

任务 3　高血脂病人的膳食配餐

◎ 任务驱动

1. 认识高脂血症，了解高血脂病人的膳食配餐原则和注意事项。
2. 根据高血脂病人的膳食配餐原则和注意事项设计膳食配餐食谱。
3. 根据食谱，烹调相应的食物。

◎ 知识链接

血脂中的主要成分是甘油三酯和胆固醇，它们与特殊的蛋白质和极性类脂一起组成球状大分子脂蛋白，在血液中运输并进入组织细胞。血浆脂蛋白因其组成、合成部位、作用不同而分成几类，其中主要的有低密度脂蛋白、高密度脂蛋白、载脂蛋白等。

高血脂是指血清中胆固醇、甘油三酯、低密度脂蛋白增高和（或）高密度脂蛋白过低的一种脂质代谢异常性疾病。临床上高脂血症有四种类型：①高胆固醇血症；②高三酰甘油血症；③混合型高脂血症；④高密度脂蛋白低下。高脂血症对人体有极大危害，高脂血症是动脉粥样硬化、高血压、冠心病、糖尿病的危险因素，严重威胁着人类身体健康。高脂血症是一种顽固性疾病，不是一朝一夕就能治好的，饮食“治疗”是治疗高脂血症的关键，必要时辅以药物治疗。如果能够长期坚持，方法得当，往往会收到意想不到的效果。

一、高血脂病人的膳食配餐原则

1. 合理选择脂肪种类并控制摄入量

日常生活中的脂肪有动、植物两方面，包括猪油、牛油、菜籽油、花生油、豆油等。脂肪酸是脂肪的主要成分，化学结构是多个碳原子组成碳链，根据碳原子间价键不同，脂肪酸可分为3类。①饱和脂肪酸（SFA）：分子结构中仅有单键的脂肪酸；②单不饱和脂肪酸（MUFA）：分子结构中仅有1个双键的脂肪酸，如油酸；③多不饱和脂肪酸（PUFA）：分子结构中有2个或2个以上双键的脂肪酸，如一般植物油中的α-亚麻酸、亚油酸、鱼油中的EPA及DHA。

膳食中脂肪总量及饱和脂肪酸摄入过多可导致血脂升高，尤其是总胆固醇及低密度脂蛋白胆固醇的升高，因此高血脂病人膳食中脂肪及饱和脂肪酸的摄入不宜过多。世界卫生组织提出脂肪在每日膳食中的能量比为20%～30%，饱和脂肪酸的能量应小于总能量的10%，以7%～8%为宜。用亚油酸和亚麻酸代替膳食中的饱和脂肪酸可使血清中总胆固醇、低密度脂蛋白胆固醇下降，对防治心血管病、高脂血症有利。

膳食中应适当调整各类脂肪酸的比例，动物性食物含有较多的饱和脂肪酸，应少吃肥肉和荤油，避免饱和脂肪酸摄入过多；经常吃鱼，适当增加坚果如核桃等摄入量。烹调用油每人每日以25克为宜，植物油的种类不同，所含脂肪酸的比例也各有不同，选择油脂时以三类脂肪酸各占三分之一较好。

2. 合理选择食物的种类

高血脂病人的膳食一般以谷类为主，食物要多样化，使营养结构趋向均衡。多食蔬菜、水果、食用菌、粗粮等，保证适量的食物纤维、维生素、无机盐的摄入量；尤其应多食含烟酸、维生素C、维生素E、维生素B_6丰富的食品；鱼类、大豆及大豆制品、禽肉、瘦肉、脱脂奶类等能提供优质蛋白质，而饱和脂肪酸、胆固醇含量相对较低也要适量选用。

3. 合理采用烹调方法

食物的加工制作方法很多，根据高脂血症人低脂低热量的饮食要求，食物的烹调方法宜采用水烹法（炖、煨、煮等）、清蒸、凉拌等烹调方法为主。不用油烹法（煎、炸等）烹调方法。

二、高血脂病人膳食配餐注意事项

1. 主食不过量

高血脂人群的膳食中主食不能过量，体重超重或肥胖者更应注意节制。主食食用多了能量会贮存起来转化为脂肪，导致肥胖和动脉硬化，加重病情。另外还要减少糖类和甜食的摄入量。

2. 少吃动物脂肪

动物脂肪胆固醇含量高，易加速动脉硬化。动物的肝脏、脑、蟹黄、鱼子、黄油、人造奶油等含胆固醇高的食物要严格限制食用。不用油炸的烹调方法制作食物。高脂血症患者饮食要清淡、少油、低盐。

3. 禁止饮酒

酒能够抑制脂蛋白酶，可促进内源性胆固醇和甘油三酯的合成，导致血脂升高，因此高血脂病人日常要禁止饮酒。少喝咖啡、茶叶等饮料，禁服含有咖啡因的药物。忌食辛辣食物。

三、高血脂病人膳食配餐食谱实例

蒜蓉西蓝花

主　　料：西蓝花500克。

配　　料：胡萝卜30克，水发木耳30克。

调 辅 料：精盐3克，味精3克，橄榄油15克，蒜瓣20克，葱10克。

烹调方法：炒。

制作过程

❶初加工：西蓝花、胡萝卜、木耳、葱、蒜洗涤干净。

❷切配：西蓝花切成小朵；胡萝卜切菱形片；木耳改刀；蒜瓣、葱切成末。

❸烹调：锅中加清水烧开，放入西蓝花焯水至变得翠绿后，捞出放入凉开水中过凉，沥干水分备用；胡萝卜、木耳也焯水备用。锅中加橄榄油烧热，放蒜、葱末煸香，将焯水后的西蓝花、胡萝卜、木耳倒入锅内，加入精盐、味精翻炒均匀，起锅装盘。

特点

色泽鲜艳、口感鲜嫩、营养丰富。

保健作用

具有减肥、美颜、防癌的功效。

蒜黄炒里脊丝

主　　料：猪里脊肉150克。

配　　料：蒜黄100克。

调 辅 料：精盐2克，黄酒10克，味精2克，酱油10克，姜汁5克，湿淀粉50克，色拉油500克（实耗30克）。

烹调方法：炒。

制作过程

❶初加工：猪里脊肉洗净；蒜黄整理洗涤干净。

❷切配：里脊肉切成0.2厘米粗细的丝，加精盐、黄酒、淀粉等上浆待用。蒜黄切成5厘米长的段。

❸烹调：锅置火上，热锅滑油后，加入色拉油，加热至三成热，放入上好浆的肉丝滑散，至颜色变灰白色成熟，捞起沥油。炒锅中加入色拉油15克烧至六成热，投入蒜黄稍翻炒，加入肉丝、精盐、黄酒、酱油、姜汁、味精，用湿淀粉勾芡，翻炒均匀，出锅装盘。

特点

肉丝滑嫩、蒜香浓郁。

保健作用

具有补虚强身、滋阴润燥、丰肌泽肤的作用。

干烧鲫鱼

主　　料：鲫鱼2条（约600克）。

配　　料：猪五花肉50克。

调 辅 料：豆瓣酱10克，味精3克，黄酒10克，泡椒10克，酱油5克，米醋10克，白砂糖5克，大蒜10克，葱10克，姜10克，色拉油1000克（实耗100克）。

烹调方法：烧。

制作过程

1. 初加工：鲫鱼宰杀去鳞、内脏、鳃，洗净肚子里的黑膜及异物；葱、姜、蒜去皮清洗干净。
2. 切配：鲫鱼两面剞一字刀；五花肉剁碎；豆瓣酱、泡椒剁碎；葱、姜、蒜切末。
3. 烹调：锅中加入色拉油烧至六成热，下鱼炸至两面金黄后捞出沥油；锅中加油少许，下肉末炒出油，加入豆瓣酱、泡椒、葱、姜、蒜炒香，烹入黄酒、酱油、米醋、白糖及清水，烧开，将鱼并排放入，用小火慢烧，中途将鱼略翻身。待锅中汤汁收干时，加入味精，收干汤汁，将鱼起锅装盘，锅内油、肉末等食材浇鱼身上即可。

特点

色泽红润、肉质细嫩、香味浓郁、滋味鲜美、回味深长。

保健作用

具有益气健脾、消润胃阴、利尿消肿、清热解毒、降低胆固醇的作用。

黄瓜炒鸡片

主　　料：鸡脯肉200克。

配　　料：黄瓜120克，鲜红椒20克。

调 辅 料：精盐3克，味精2克，黄酒5克，葱5克，姜5克，鸡蛋清5克，湿淀粉50克，色拉油600克（实耗30克）。

烹调方法：炒。

制作过程

1. 初加工：黄瓜、红椒去瓤洗净；葱、姜去皮洗净。
2. 切配：鸡脯肉切成柳叶片，加精盐、黄酒、鸡蛋清、湿淀粉上浆。黄瓜、鲜红椒切菱形片；葱、姜切末。
3. 烹调：锅置火上，热锅滑油后，加入色拉油，烧至三成热，将鸡片倒入滑油，待鸡片变白成熟后，捞起沥油。锅中放色拉油15克，下葱、姜末煸香，依次放入黄瓜、红椒、精盐、黄酒、味精翻炒，再加入鸡片翻炒，用湿淀粉勾芡，淋油后出锅装盘即可。

特点

鸡肉细嫩、黄瓜清脆、味道独特。

保健作用

具有生津止渴、除烦解暑、利尿消肿、强身健体之功效。

草菇烧豆腐

主　　料：豆腐300克。

配　　料：草菇100克，火腿30克。

调 辅 料：精盐3克，味精2克，胡椒粉3克，葱10克，姜5克，湿淀粉50克，色拉油20克，高汤250克，蒜苗末5克。

烹调方法：烧。

制作过程

1. 初加工：草菇、葱、姜等洗净。
2. 切配：豆腐加工成1.5厘米见方的块；草菇一剖两半；火腿切成片；葱、姜切末。
3. 烹调：豆腐焯水后捞出沥水。锅中加色拉油烧热，下葱、姜煸香，加草菇、火腿稍煸炒，加入高汤、豆腐、精盐、胡椒粉，烧沸盖上盖略焖，加入味精，用湿淀粉勾芡，出锅装盘撒上蒜苗末即可。

特点

豆腐软嫩、草菇柔香。

保健作用

具有提高免疫力、促进人体新陈代谢、增强抗病能力的功效。

蒜烧茄子

主　　料：茄子500克。

配　　料：蒜瓣50克。

调 辅 料：精盐3克，味精2克，白糖3克，葱10克，姜5克，色拉油500克（实耗80克），香菜20克。

烹调方法：烧。

制作过程

1. 初加工：茄子去皮洗净；蒜瓣剥去外皮；香菜、葱、姜洗净。
2. 切配：将茄子切滚刀块下淡盐水中浸泡待用；葱、姜、香菜切成末。
3. 烹调：锅中加油烧至六成热，下蒜瓣炸至表面金黄色捞出沥油；另起锅，加入色拉油烧热，加入葱、姜煸香，放入茄子煸炒几下，加入过油的蒜瓣、精盐、白糖、少量清水，焖烧至汤汁将干、茄子熟透时，加入味精，出锅装盘，撒上香菜末。

特点

蒜香浓郁、茄子软糯。

保健作用

具有促进皮肤细胞的新陈代谢、减肥、降血压、提高机体免疫力、延缓衰老的功效。

芦笋炒百合

主　　料：百合300克。

配　　料：芦笋100克。

调 辅 料：精盐2克，味精2克，蚝油5克，葱10克，姜5克，色拉油20克。

烹调方法：炒。

制作过程

❶ 初加工：芦笋去外皮洗净；百合分开成片洗净；葱、姜洗净。

❷ 切配：芦笋斜刀切成寸段；葱、姜切末。

❸ 烹调：将芦笋入沸水锅焯水捞起过凉待用。锅内加色拉油，放入葱、姜末煸香，放入百合急炒，再加入芦笋、蚝油、精盐、味精翻炒至熟，出锅装盘即可。

特点

清淡爽滑、色泽明亮鲜艳。

保健作用

具有清热解毒、养胃补气、控制血压、提高体质、预防便秘、补血凉血的功效。

桂花渣涝羹

主　　料：山楂糕100克。

配　　料：枸杞子10克。

调 辅 料：白砂糖40克，桂花酱15克，湿淀粉10克。

烹调方法：烩。

制作过程

❶ 初加工：枸杞子用水浸泡。

❷ 切配：山楂糕压成泥，加清水400克搅拌均匀，形成渣涝。

❸ 烹调：将锅洗净，倒入渣涝，小火慢慢烧开，加入白砂糖、桂花酱，再烧开，用湿淀粉勾芡至黏稠，即可出锅，撒上枸杞子即可。

特点

清甜可口、色泽红亮。

保健作用

具有降血压、促进消化、抗衰老、增强机体免疫力的作用。

思考题

1. 通过以上8种菜例，你还能做出什么菜？另举10例说明。
2. 以上8例菜肴有什么共同点？
3. 请写出“蒜蓉西蓝花”实训报告。
4. 高脂血症患者膳食配餐食谱设计时应注意什么？

参考文献

[1] 路新国，刘煜．中国饮食保健学［M］．北京：中国轻工业出版社，2004.

[2] 陈晓晓．食疗保健［M］．北京：中国轻工业出版社，2009.

[3] 徐敬武，白赝．四时有节，饮食保健［M］．北京：中国食品出版社，1988.

[4] 傅良碧．饮食营养与健康［M］．北京：人民军医出版社，1998.

[5] 王海云，邢远翔，沈力，等．膳食与营养［M］．沈阳：辽宁科技出版社，1987.

[6] 程熙，田敦理（台湾）．食物补疗大典［M］．福州：福建科学出版社，1986.

[7] 谢永新，彭鹏，杜杰慧．家庭保健食疗食谱［M］．北京：学苑出版社，1990.

[8] 袁娅，贺化帛．烹饪营养与食疗［M］．北京：中国商业出版社，2007.

[9] 廖昌国，王春红．营养与健康［M］．北京：新华出版社，2003.

[10] 郎延梅，全贞雪，郑玉荣．男性饮食营养与保健［M］．吉林：延边大学出版社，2009.

[11] 隋海涛．营养膳食与食疗保健［M］．北京：中国轻工业出版社，2012.

[12] 陈宝英．宝宝营养膳食百科全书［M］．北京：中国人口出版社，2012.

[13] 孙远明．食品营养学［M］．北京：中国农业大学出版社，2010.